U0934991

躺

[日]福辻锐记 院长 著　　黄丽紫 译

着就能

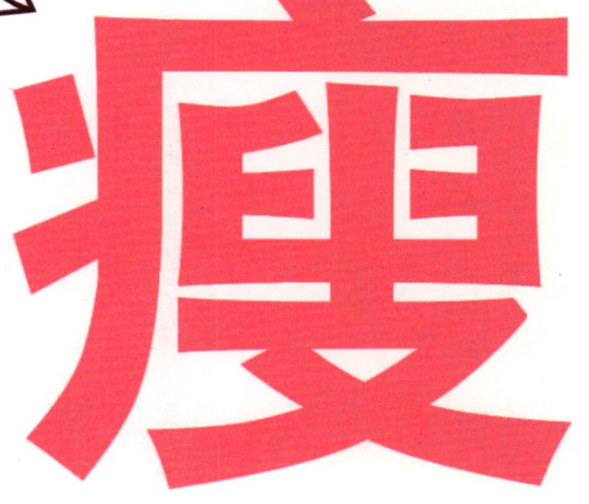

印刷工业出版社
GCP GRAPHIC COMMUNICATIONS PRESS

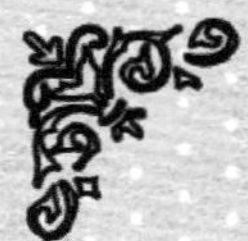

作者简介

福辻锐记

Tashiki Fukutsuji

飞鸟针灸治疗院 院长

中日治疗医学研究会会员、日本东方医学会会员

生于奈良。从东洋针灸专科学校毕业后，对针灸的美容功效产生浓厚兴趣，致力于美容技术及其理论研究。将按摩脊柱疗法和骨骼矫正融入美容针灸的第一人，技术高超，深受好评。经常活跃在女性杂志、健康杂志及电视节目中。凭借“摸耳减肥法”掀起耳部穴位按摩热潮，著有多部有关瘦身、美容及健康的著作。

http：// www.asuka-sinkyu.com/

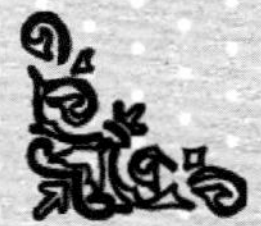

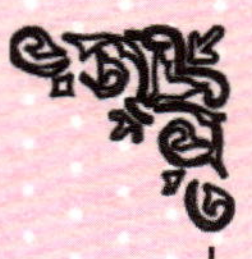

前言

大家好，我是福辻锐记。

我将美容针灸、骨骼矫正和按摩脊柱疗法相结合，每天对很多患者进行着诊治。从那些想要减肥的患者口中，我经常听到这样一句话：“尝试了很多种方法，就是坚持不下去。”虽然减肥方法种类繁多，但是首要的，还是努力持之以恒，这也似乎是最难做到的。

我认为，激烈的运动，以及通过一些特殊途径来瘦身的方法，不光让人难以坚持下去，还会对身体产生不良的影响。“躺着就能瘦”减肥法能对身体的骨骼变形起到矫正的作用，是从根本上改善体型过胖的一种减肥方法。它是一种每天只需躺5分钟，就能让你看到效果的超级简单的减肥法！此前一直饱受减肥失败打击的人们也一定能够坚持做下去。

此方法不仅能让您瘦身，还能让您的体内充满活力，精神奕奕！请大家通过“躺着就能瘦”减肥法，获得苗条的身材和健康的每一天吧！

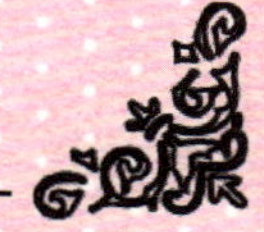

“躺着就能瘦”减肥法之8大要点

1

仅需5分钟就能瘦！

需要做的仅仅是躺下5分钟而已。

2

无须限制饮食！

不做烦琐的热量计算和饮食管理也没关系。

3

无须体育锻炼！

不用进行特别的体育锻炼也能出效果。

4

简单安全，人人都能做到！

使用家里现成的工具，就能轻松安全地减肥。

5

矫正骨骼变形！

不亚于做骨骼矫正的效果，自己就能办到。

6

激发内脏活力！

内脏器官恢复原本的机能，身体从内部开始变得健康。

7

瘦身以外，更有惊人疗效！

皮肤粗糙、肩膀僵硬问题也能得到解决。

8

促进身心健康！

轻度抑郁、烦躁不安全都消失，每天都能开开心心。

[身体骨骼变形测试]

下列检查项目中，若有4项以上符合，
说明您患上骨骼变形的可能性很大！

- [ ] 双眼的位置、大小不对称。
- [ ] 仰面躺下时，双脚分开的状态不对称。
- [ ] 从上按压耻骨①，左右两边痛感不同。
- [ ] 站立时，膝盖骨朝向不同的方向。
- [ ] 左右肩膀的位置不一致，或者某侧肩膀向前突出。
- [ ] 左右乳房的位置、大小不对称。
- [ ] 最下面两根肋骨左右不对称。

注：①耻骨，位于髋骨的前下部。

- □ 肚脐不在身体的中心线上。
- □ 腰椎骨的位置左右不对称。
- □ 鼻子或者嘴部歪斜。
- □ 下巴的线条左右不对称。
- □ 左右耳的位置不一致。

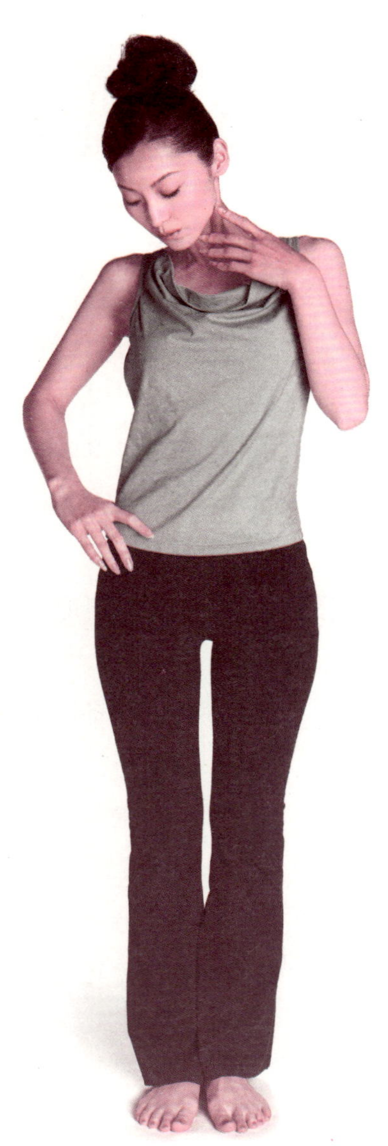

- [ ] 坐着跷起二郎腿时，总是习惯跷起同一条腿。

- [ ] 走路时，短裙或裤子向身体左右两侧摆动。

- [ ] 膝盖伸直，单腿抬起时，一条腿较另一条腿容易抬起。（站立或躺下都可以。）

- [ ] 身体左右倾斜时，有一边较另一边容易倾斜。

- [ ] 闭上双眼，将左右手的食指靠近，指尖不能顺利碰上。

- [ ] 闭上眼睛能单脚站立的时间不超过10秒。或者说，左右脚站立时能持续的时间不同。

- [ ] 被楼梯或者其他什么东西绊到的都是同一只脚。

- □ 闭上双眼就走不了直线。
- □ 侧身坐时，习惯只面向某一边。
- □ 闭上眼睛跳跃时，
落地位置偏移过大。
- □ 侧卧时，习惯只面向某一边。
- □ 左右脚的鞋底磨损情况不同。

在整个身体的骨骼变形之中，特别要注意“盆骨的变形”！从下页开始，我们来进行一下“盆骨变形测试”吧。

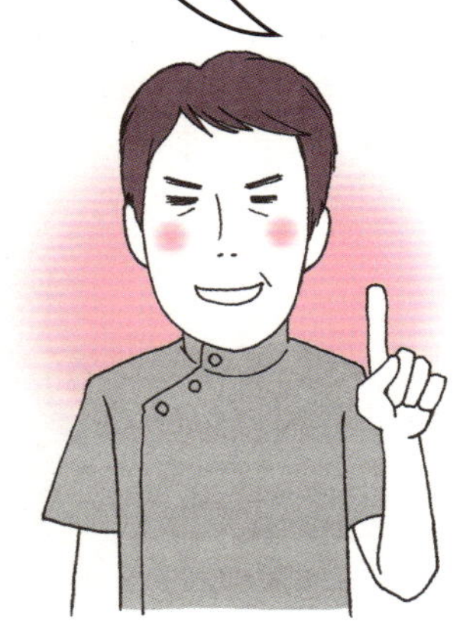

[盆骨变形测试]

自身很难留意到的盆骨变形，通过以下测试就能发现。

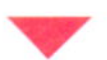

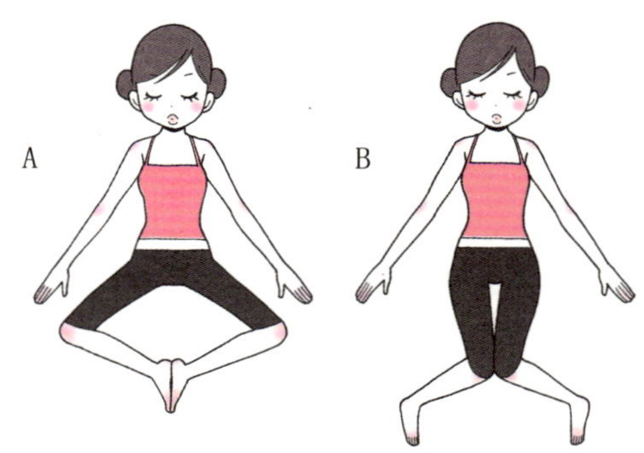

仰面躺下，比较一下膝盖外侧紧贴地面打开双腿（如图A）的感觉，和膝盖内侧紧贴地面（如图B）时的感觉。如果A的动作做起来更轻松的话，就说明您的盆骨很有可能变形了。

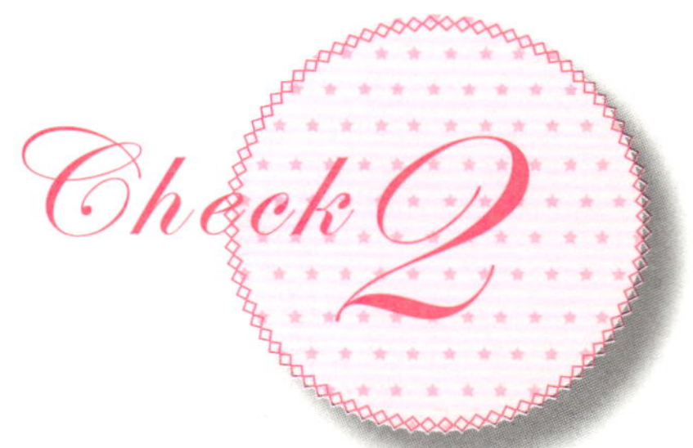

让我们来关注一下骨关节前部的“耻骨”吧。这个部位如果特别突出，或者鼓起来的话，就说明您的盆骨很有可能变形了。

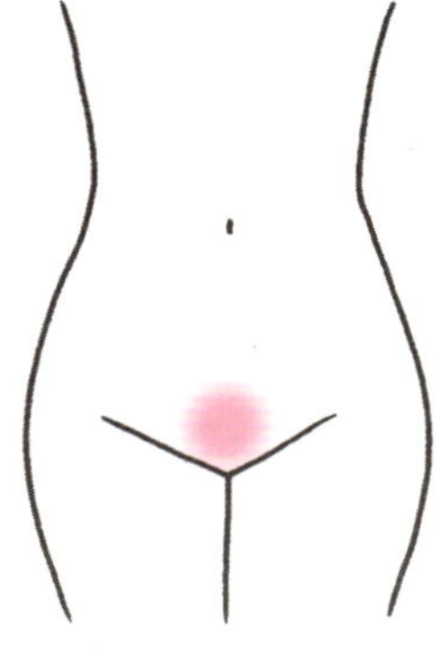

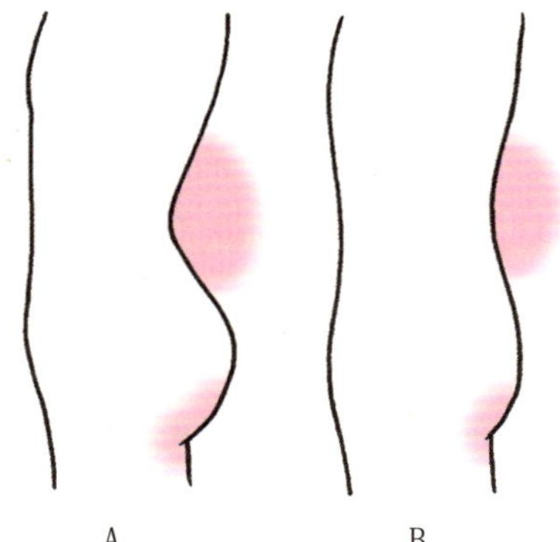

背部挺直，从侧面观察您的身体线条。如果腰部呈现自然曲线（如图A），那就表示没有问题。如果腰部曲线不明显（如图B），则说明您的盆骨很有可能发生了变形。

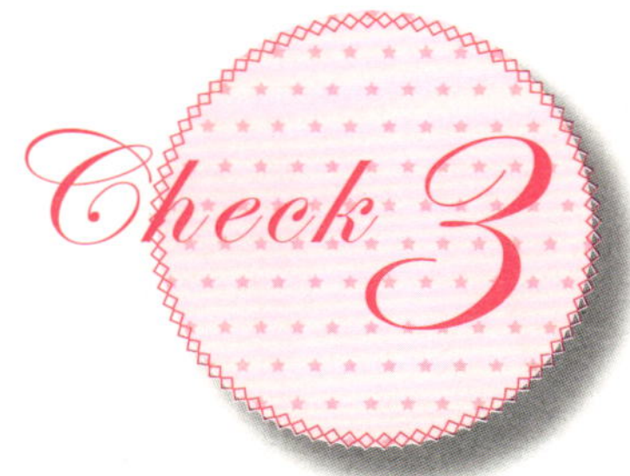

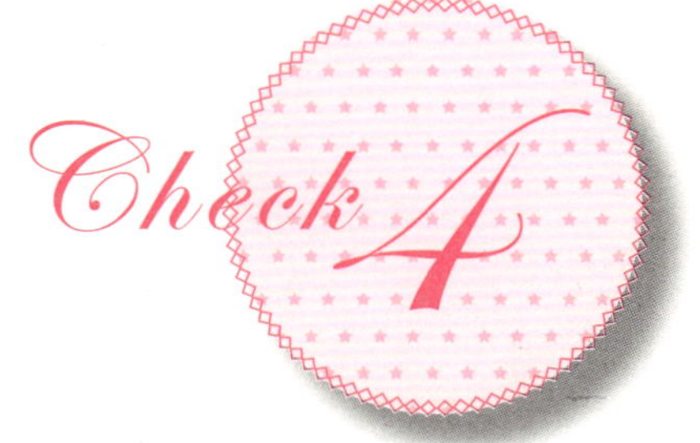

仰面躺下，双腿伸直，全身放松。这时，若双脚打开角度小于90度（如图A），就没有什么问题。若是大于90度（如图B），则说明您的盆骨很有可能发生了变形。

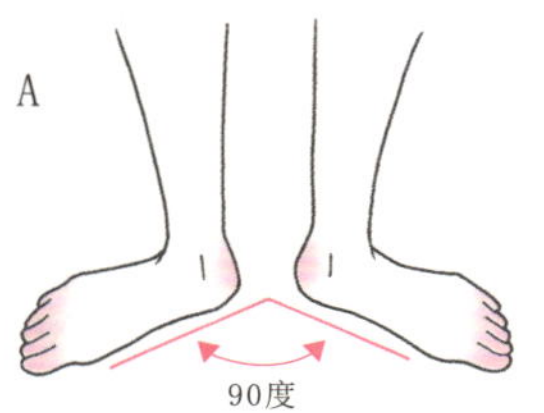

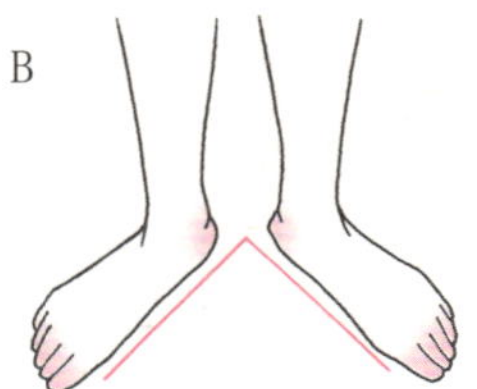

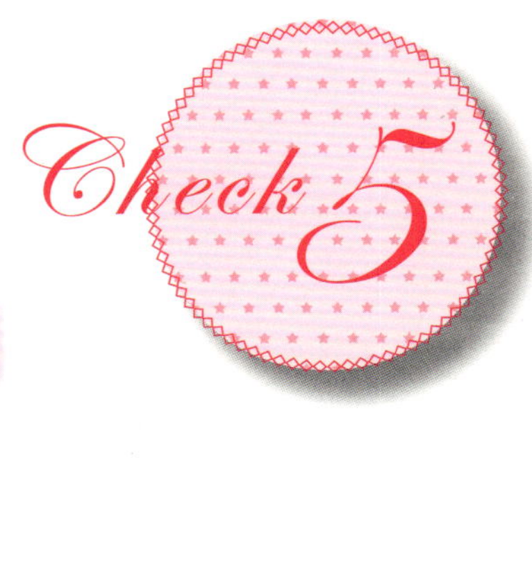

我们来观察一下腹股沟（大腿根部与小肚子所组成的三角形的两条边）的角度。90度左右（如图A）就是正常的，大于90度（如图B）则说明您的盆骨很有可能发生了变形。

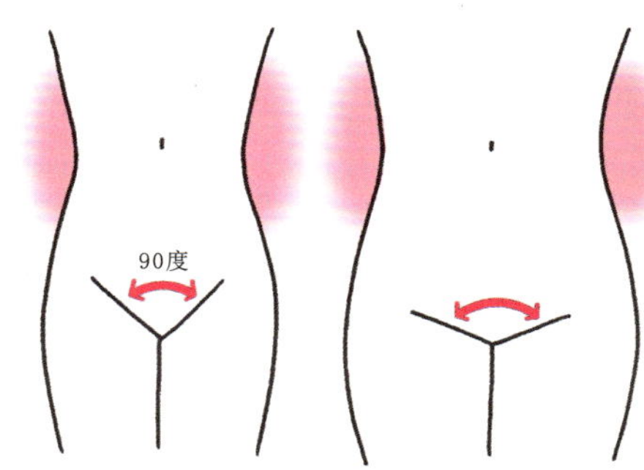

Check 6

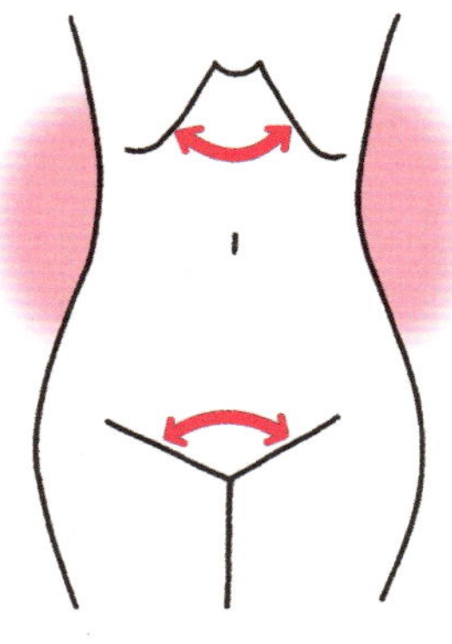

我们来比较一下左右肋骨的角度与腹股沟的角度。若腹股沟的角度较大，则您的盆骨发生变形的可能性就较大。另外，若肚脐以上比肚脐以下丰满，也可能是盆骨发生了变形。

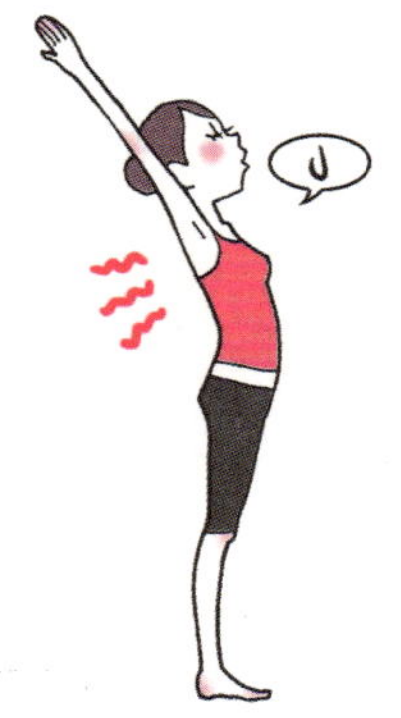
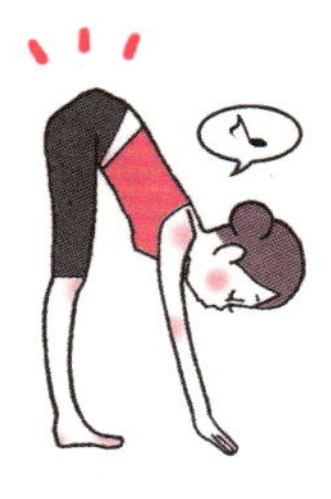

双脚并拢站立，试着进行前屈和后仰运动。若前屈比后仰难受，则说明您的盆骨发生了变形。

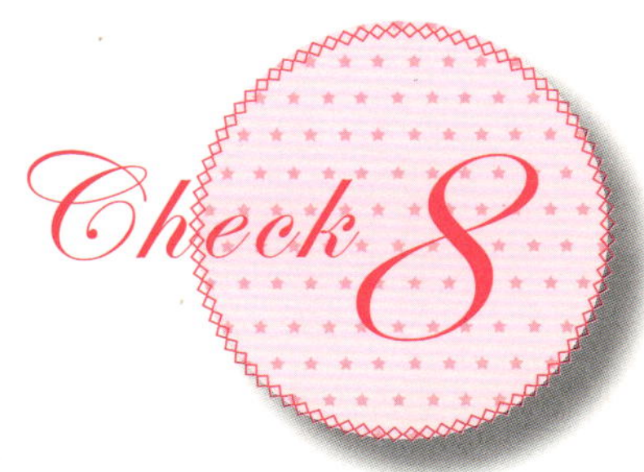

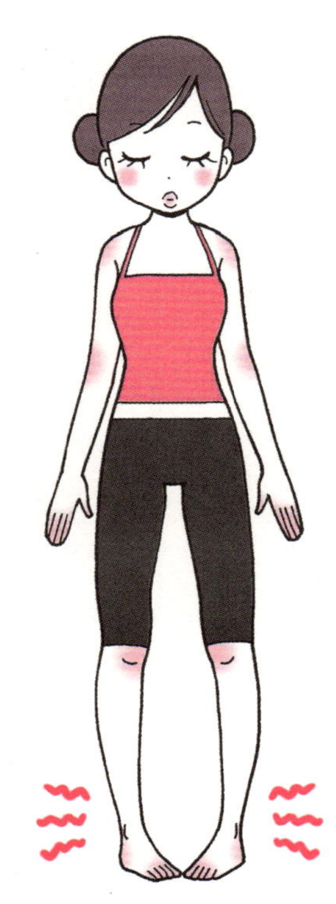

双脚尽量朝向内侧站立，也就是要伸展大腿内侧。这种站势若对您来说很困难的话，则说明您的盆骨很有可能发生了变形。

枕头的位置……048
躺下的姿势……049
脚呈八字形……050
双臂上扬呈欢呼状……051
躺下5分钟……052
『躺着就能瘦』系列漫画之二……054
本章小结……056
第三章 应用篇
美腿……058
矫正O形腿……060
丰胸……062
翘臀……064
缓解肩酸、腰痛……066
对这些症状也有疗效！……068
『躺着就能瘦』系列漫画之三……072
本章小结……074
第四章 想要瘦得更美
瘦身穴位①耳部篇……076
瘦身穴位②头部篇……078
瘦身穴位③手部篇……080
瘦身穴位④足部篇……082
瘦身习惯①睡觉也能瘦身……084
瘦身习惯②能瘦身的行走方式……086

Contents

作者简介……002
前言……003
『躺着就能瘦』减肥法之8大要点……004
身体骨骼变形测试……006
盆骨变形测试……010

第一章　躺着瘦身的秘密

究竟何为『躺着就能瘦』减肥法？……018
果真如此简单就能瘦？……020
果真不费时不花钱？……022
果真能改善盆骨变形？……024
盆骨与减肥，到底有何关系？……026
究竟何为内脏器官变形？……028
不管何种体质的人都能瘦？……030
为何骨骼与减肥有关？……032
『每天5分钟』，真会有效？……034
为何仅一天就能瘦腰？……036
除了减肥还有什么功效？……038
『躺着就能瘦』系列漫画之一……040
本章小结……042

第二章　基本做法

次数、时间、时机、场所……044
枕头的做法……046

Contents

瘦身习惯③避免盆骨变形的生活方式……088
瘦身习惯④福辻式去除畏寒怕冷症状的方法……090
瘦身习惯⑤长不胖的饮食方式……092
『躺着就能瘦』系列漫画之四……094
本章小结……096

第五章 经验谈+答疑

美心（30岁）……098
优子（28岁）……100
绫子（25岁）……102
凉子（35岁）……104
教教我吧，福辻医生！ Q&A……106
『躺着就能瘦』系列漫画之五……108
结束语……110

★本书中介绍的减肥法以东洋医学为基础，并经作者实际调查验证其疗效。体重下降的个体差异性很大，故无法保证每人都能取得书中所述疗效。

★万一您在操作的时候感到疼痛、不适或身体抱恙，请不要勉强自己做下去。

★孕妇、重度腰痛者以及有过骨科手术史的读者请勿尝试。

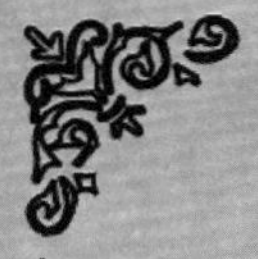
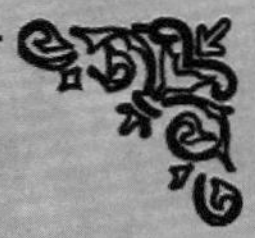

第一章

躺着瘦身的秘密

也许有人会认为：

“只是躺着就能瘦，开玩笑吧？”

但这确实是基于人体构造、

有理有据的减肥方法。

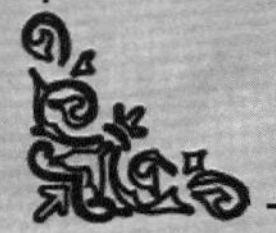
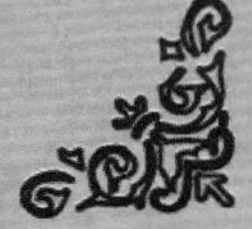

Secret 1

躺着瘦身的秘密 1

究竟何为“躺着就能瘦”减肥法?

只需枕着枕头躺下，
就能瘦下来的惊人减肥法。

“躺着就能瘦”减肥法，如同字面所示，是一种只要躺着就能瘦下来的减肥方法。并不是要睡着，而是仅需枕着枕头躺5分钟——如此简单的一种减肥法。

需要准备的东西是所有人家里都能找到的浴巾和塑料绳，仅此而已。用塑料绳将浴巾捆成枕头，这个枕头便是我们唯一需要的工具。然后只需枕着枕头躺下，伸展手脚，就能变得苗条了，无须再进行另外的体育锻炼和节食。

有些人想减肥，却没有时间锻炼，由于工作和各种应酬，也很难控制饮食——没关系，不管您是哪种情况，“躺着就能瘦”减肥法都会让您轻轻松松看到明显的效果。

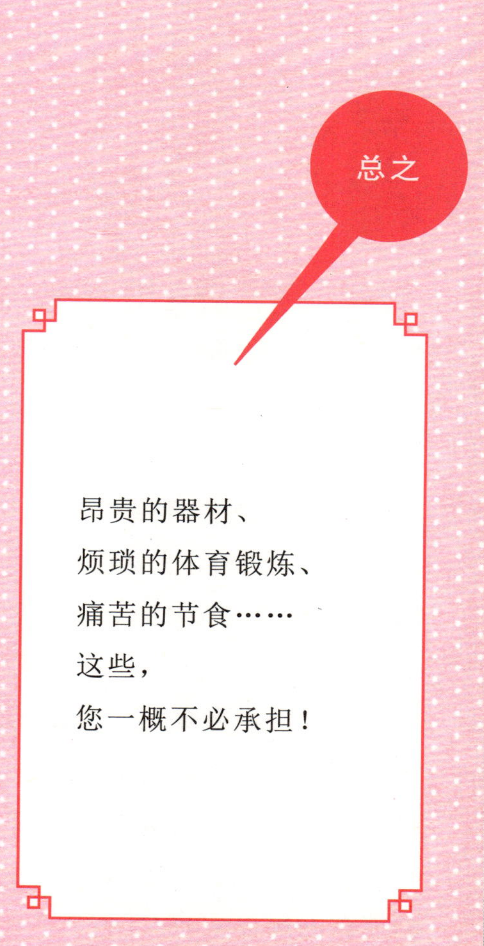

Secret 2

躺着瘦身的秘密 2

果真如此简单就能瘦?

小试一次腰围减少3厘米!
一周内体重就发生变化。

躺着就能变瘦是不可能的——也许有人会这么认为！尤其是一直花费时间精力来减肥的人更是会这么想。但是，折腾人的减肥方法也不一定就有效。

比如说，慢跑这一类运动虽然对健康有利，但运动过量会产生许多乳酸等代谢产物。为了处理这些代谢产物，内脏的负担就会加重，甚至可能对整体的新陈代谢产生不良影响。为了减肥、为了瘦下来，却走了冤枉路的大有人在。

“躺着就能瘦”减肥法让人不必花费多余的力气，直接作用于发胖根源。请“躺”一次试试吧。在您身上一定会发生惊人的变化。

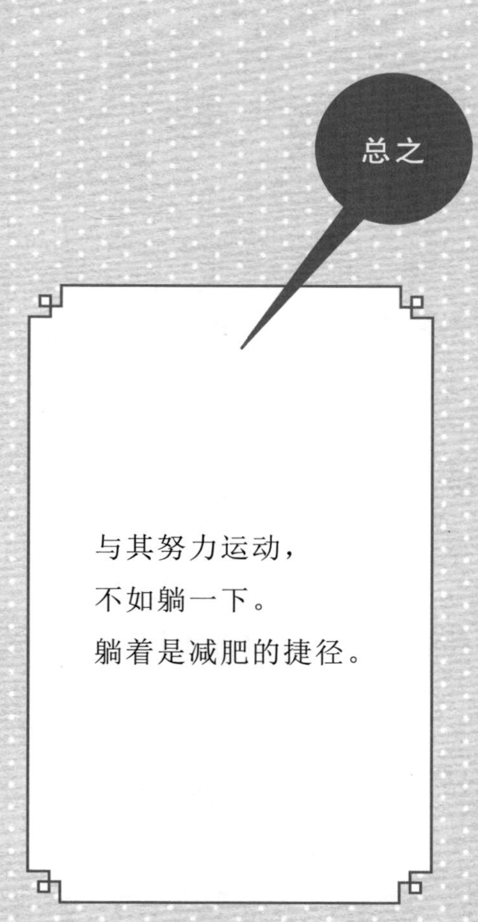

Secret3

躺着瘦身的秘密 3

果真不费时不花钱?

两条浴巾，一天5分钟。
真的仅此而已。

在各式各样的减肥方法中，即使是那些宣称轻而易举就能瘦的，实际上也需要进行长时间的运动，或者购买高价减肥食品及器材。为了取得确实有效的效果，人们还必须定期往来于美容纤体店或者健身馆。这种情况有很多。

但是采用“躺着就能瘦”减肥法，只需卷起两条浴巾做枕头，躺下5分钟就可以瘦身、纤体、变漂亮。除此之外，什么都不需要。本书中还有针对特殊部位的应用篇，同样，也是利用枕头和基本操作就能瘦下来的方法。

忙于工作、学业、育儿的人们，也能很容易地办到。已经有很多人尝试过，并且看到了效果。

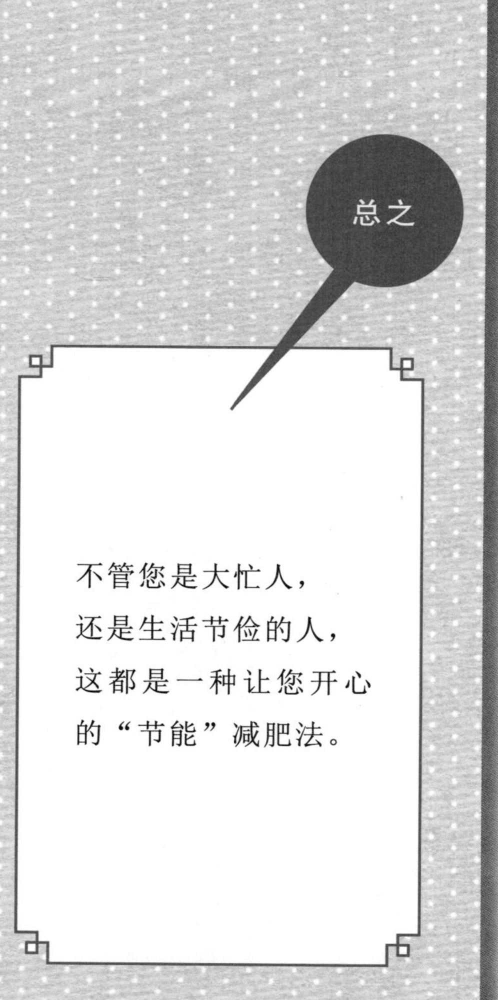

Secret 4

躺着瘦身的秘密 4

果真能改善盆骨变形？

躺着就能从整体上矫正盆骨，在家就能做。

“躺着就能瘦”减肥法，为什么能让人躺着就变瘦呢？这是因为，躺着时可以借力对盆骨施加调整，矫正盆骨变形。近年来，盆骨作为身体的中枢部位，深受关注。而在减肥中，盆骨也很重要。

在日常生活中，由于各种各样的不良习惯及年龄增长，我们的盆骨逐渐产生了变形。盆骨变形会导致身体失去平衡。上半身和下半身为了掩饰这种变形，会产生更严重的变形，给身体各个部位都带来不良影响。

做盆骨矫正需要了解详细的知识和技术，于是有不少人时常去做矫正或者按摩脊柱。但是，如果使用“躺着就能瘦”减肥法，利用自身体重，自然而然地就能矫正盆骨变形。

总之
借枕头的一臂之力，
有难度的盆骨矫正，
人人都能轻松应对。

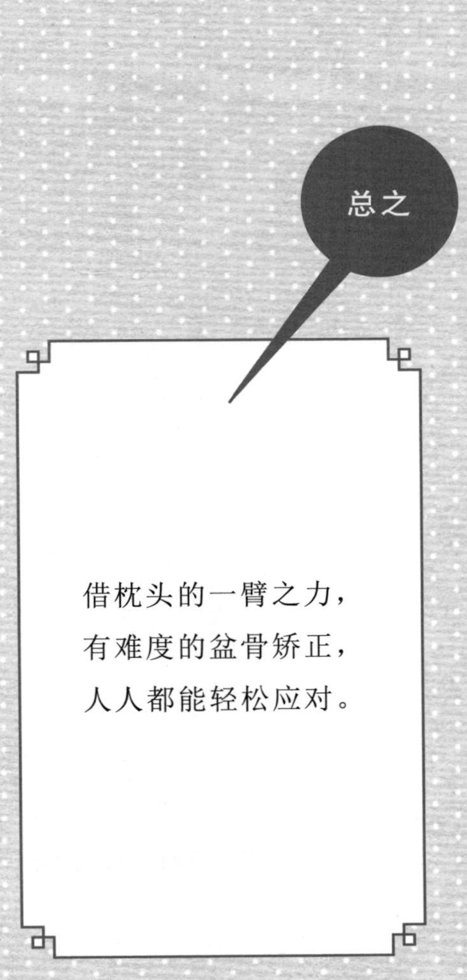

Secret5

躺着瘦身的秘密 5

盆骨与减肥，到底有何关系？

盆骨变形会抑制代谢，使人们成为易胖体质。

实际上，导致过胖的原因之一就是盆骨变形。盆骨除了要支撑上半身体重，与下半身相连，还承受着小肠、大肠、肝脏、肾脏等器官的重量。

盆骨一旦变形，它所支撑着的内脏器官就会悬空、变形。而一旦内脏器官变形，其吸收营养和排出废物的功能就会减弱，脂肪和废物就会在人体内堆积。于是，人们就变成了易胖体质。

如果我们能将盆骨的变形矫正过来，结实的盆骨就会将内脏器官一下子顶起来。由于回到原位，内脏器官也就不再变形，能够正常发挥应有的机能。这样，人们就可以健健康康地瘦身了。

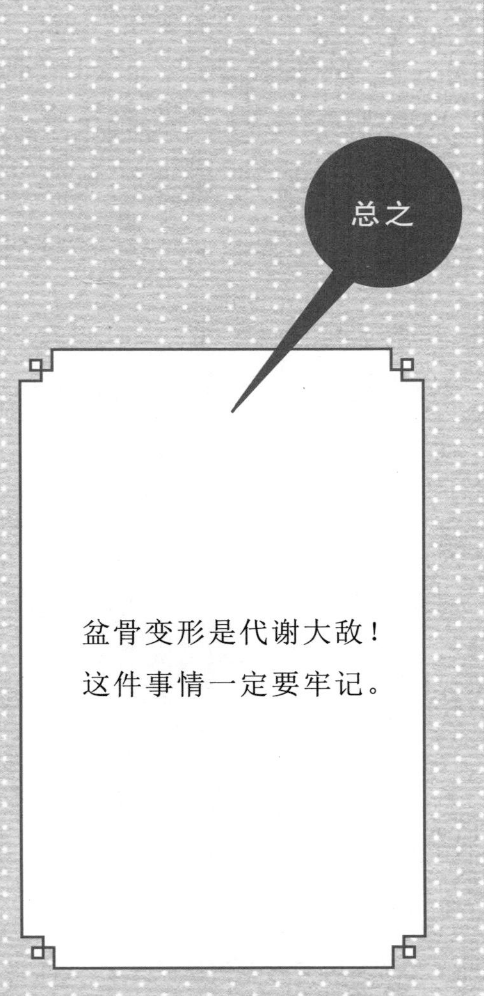

盆骨变形是代谢大敌！
这件事情一定要牢记。

Secret 6

躺着瘦身的秘密 6

究竟何为内脏器官变形?

内脏器官变形,
就是说血液和淋巴液的流动被堵住了。

之前我已经介绍过，内脏器官一旦变形，就会导致其代谢功能下降，人们就会成为易胖体质。那么此时内脏器官的内部到底是怎样一种状况呢？请想象一下将一束管子像拧抹布一样拧在一起的样子。要往这样纠结的一束管子里通水，水流是不可能通畅的吧？这就好比是变形了的内脏器官。血液和淋巴液的流动停滞，无法正常排出废物，相应地，其消化和吸收营养的功能也会减弱。

如果将各个内脏器官原本的活动状况设定为10分，生病时会下降到3～4分，那么器官变形时就是6分左右。这时内脏器官并没有充分发挥出它的功能。而若是各个器官都能满分运转，体重就会自然而然地下降，达到最合适的状态。

总之
即使体检结果没问题，内脏器官变形还是在影响着人体的代谢。

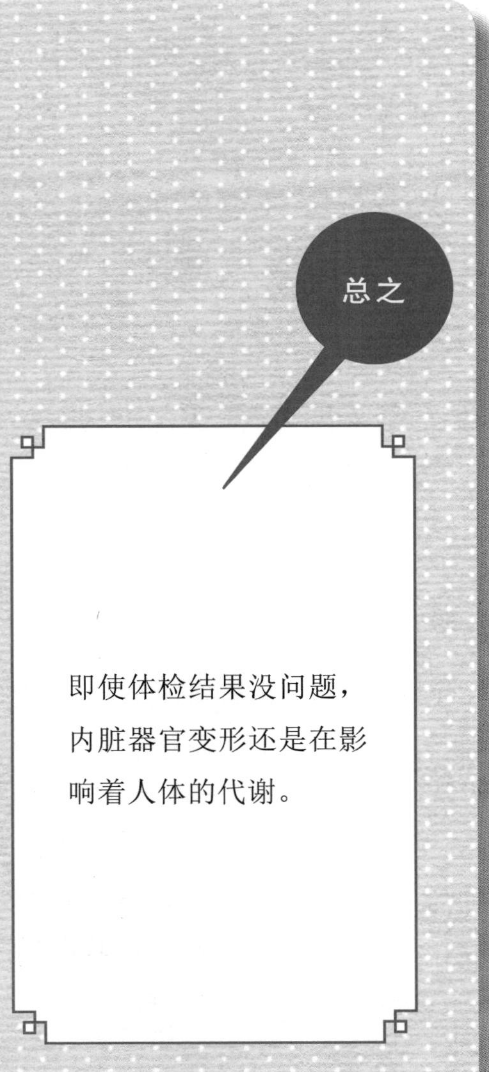

Secret 7

躺着瘦身的秘密 7

不管何种体质的人都能瘦？

体质体型都不是问题，
任何人都能安全瘦身。

营养剂和瘦身乳液不适合我；过量的运动弄得我腰膝酸软、肌肉疼痛……我们经常能从减肥者口中听到这些抱怨。无须以上一切担心，是“躺着就能瘦”减肥法最值得推荐的一点。

您的食量和运动量都不需要改变，因此风险为零。即使是那种有过量饮食倾向的人，也能在练习“躺着就能瘦”减肥法的过程中，不经意就恢复了正常饮食。另外，利用自身体重还能慢慢地矫正骨骼，完全不用担心对身体增加过多的负担，导致疼痛。

有严重腰痛的人和做基本动作都感到吃力的人，可以将枕头弄低一点，或者缩短锻炼时间。慢慢来，没关系的。不用勉强自己，也能看到效果。

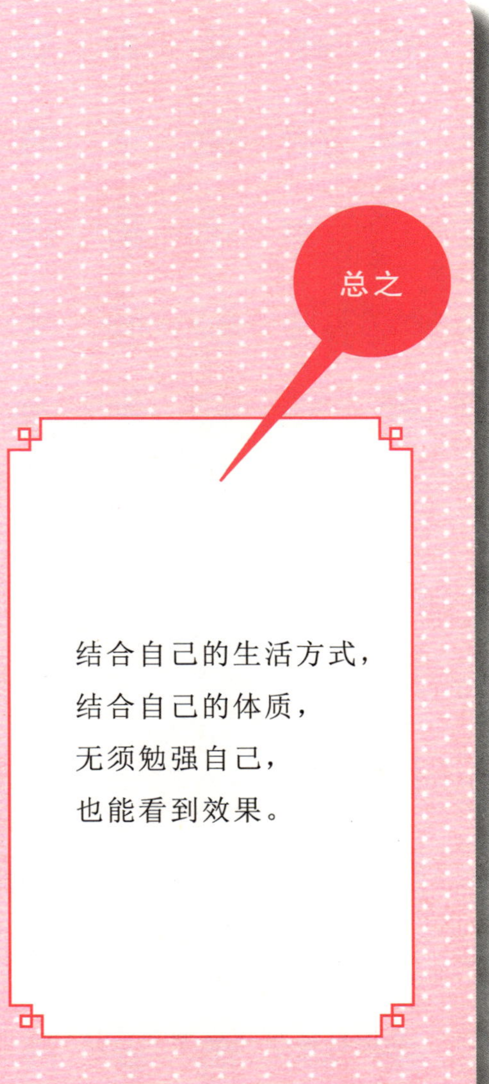

Secret 8

躺着瘦身的秘密 8

为何骨骼与减肥有关?

将变形得越来越开的骨骼合上,
看起来就会很有曲线美。

减肥的目的,大多是获得曼妙的身材。但是,胡乱降低体重,或者不顾一切地锻炼身体,并不一定就能瘦得好看。说到减肥,人们往往会将目光投向赘肉,但是塑造整个身体线条的其实是骨骼。

平常的生活,会导致由盆骨开始,整个身体的骨骼都逐渐向外扩展。骨骼都打开了,整个身体看起来就会显得过于平板。年轻的时候,也许睡觉翻个身就能矫正,但是随着年龄逐渐增大,这种矫正的力度也在逐年下降。

合上盆骨，就能将全身打开的骨骼都合上，不仅能增强内脏器官的功能，身材看起来也会显得很有曲线美。

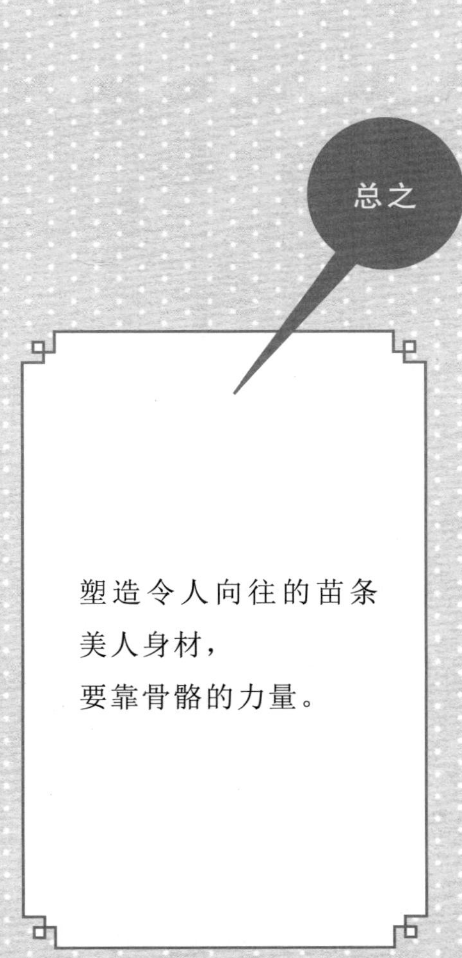

Secret 9

躺着瘦身的秘密 9

“每天5分钟”，真会有效？

“固定”不是目的，
要看到效果，5分钟足够。

我在前面讲过，收紧盆骨很重要。然而，并不是说一直将盆骨绑着固定住就是好事。本来，盆骨在白天的生活中发生了变形，到了晚上睡个觉就能够得到矫正。而且，我们在行走的过程中，也在自然而然地对骨骼的变形进行矫正。盆骨自身就具备恢复原形的力量，因此，我们做这套减肥法并不是要捆住盆骨，而是要每天都进行恢复盆骨原形的动作。

只要给予刺激，变了形的盆骨就会开始往正常的位置恢复。“躺着就能瘦”减肥法能够唤醒盆骨本身所具有的恢复能力，因此每天只需5分钟就可以看到效果。当然，做10分钟也是可以的，对效果不会有什么影响。

总之
我们最主要的目的是，唤醒盆骨自身的恢复能力。

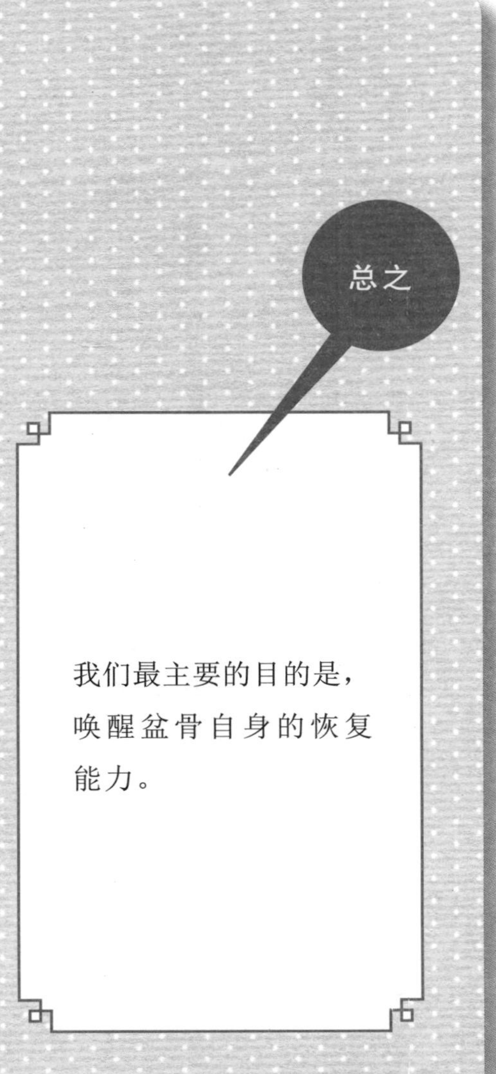

Secret 10

躺着瘦身的秘密 10

为何仅一天就能瘦腰?

这是因为，受到枕头的刺激，
盆骨移动，将内脏器官都抬高了。

在日常生活中，盆骨会发生变形，逐渐向外扩展开来。在不经意间，我们也总有些会导致盆骨变形的行为：像跷二郎腿、坐姿不端正这类动作自不必说，吃饭的时候眼睛看着旁边的电视机、站立的时候身体的重量长期落在同一只脚上，等等。盆骨完全没有变形的人几乎没有。

所以，很多人由于盆骨变形而导致内脏器官下垂，腰围看起来要比实际的粗。

如果借助“躺着就能瘦”减肥法矫正盆骨的变形、抬高内脏器官，那么腰围就能立刻减小2～5厘米。我并没有夸张。坚持一段时间后，盆骨就会恢复原来的位置，继续坚持的话，盆骨就会逐渐记住正确的位置。

总之
增大腰围的，
不仅仅是脂肪，
还有下垂的内脏。

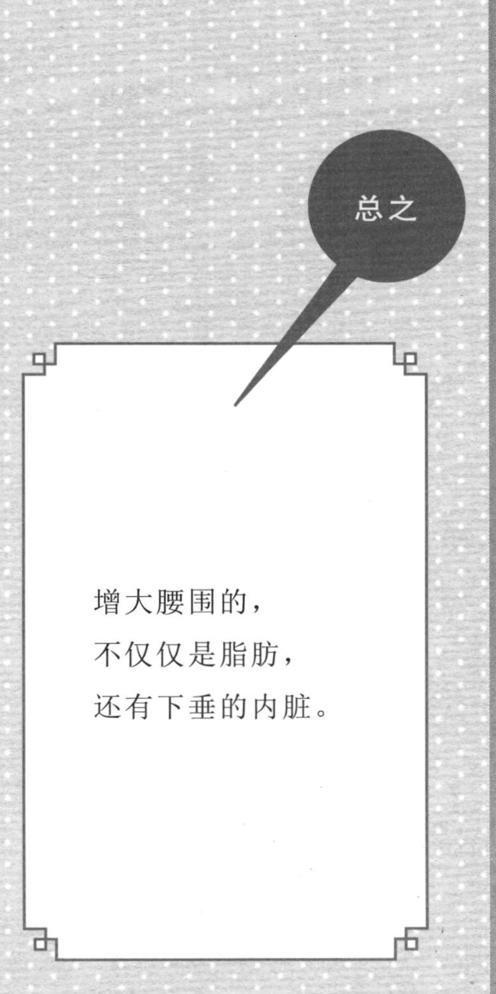

Secret 11

躺着瘦身的秘密 11

除了减肥还有什么功效？

可以说，“躺着就能瘦”减肥法能对身体所有的不适发挥效用。

这种减肥法不但十分简单有效，除减肥外，还有不少功效。

盆骨支撑着脊柱，而脊柱里有许多神经，这些神经从脊柱发出，连接着内脏器官。矫正盆骨，对脊柱和内脏器官都有好处。

内脏器官有多种功能：代谢、解毒、生成激素等。尤其是肠胃，并不仅仅具备消化吸收的功能。最近有人指出肠道还具有免疫功能，肠道若能正常发挥功能，就有望减轻花粉症和过敏症状。

由于盆骨的变形得到矫正后，下腹部的血液流动就会恢复通畅，对女性而言，痛经等症状也将随之减轻。继而，烦躁不安和轻度抑郁等精神上的不适也会缓解！详细内容请见本书第三章“应用篇”。

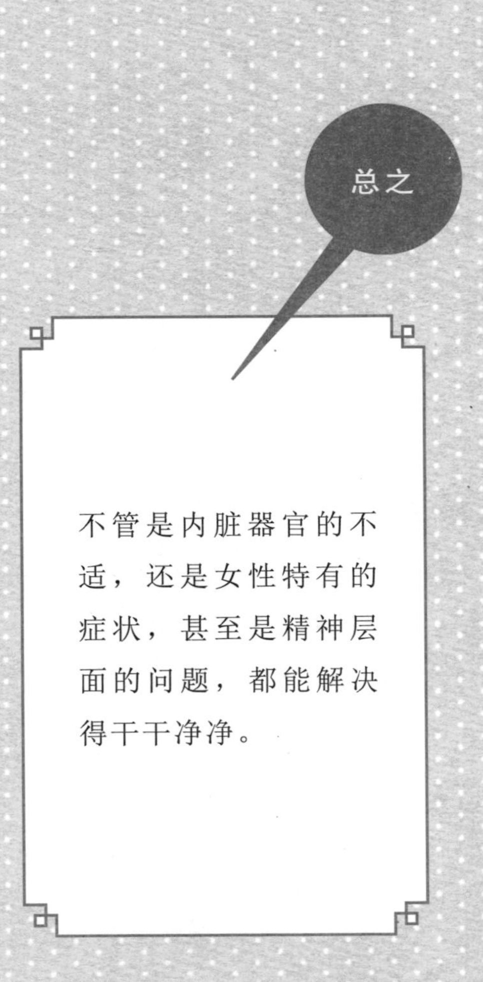

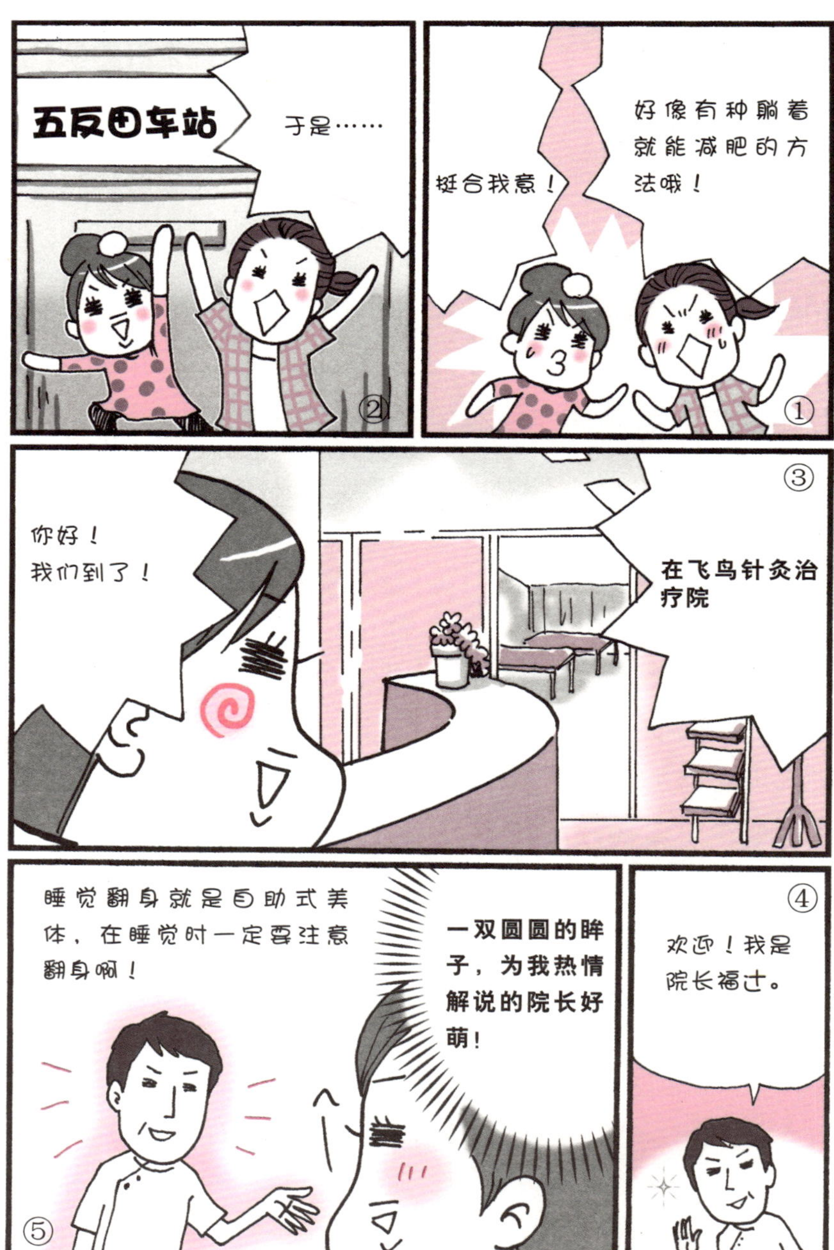
①
好像有种躺着就能减肥的方法哦！
挺合我意！
②
于是……
五反田车站
③
你好！
我们到了！
在飞鸟针灸治疗院
④
欢迎！我是院长福士。
⑤
睡觉翻身就是自助式美体，在睡觉时一定要注意翻身啊！
一双圆圆的眸子，为我热情解说的院长好萌！

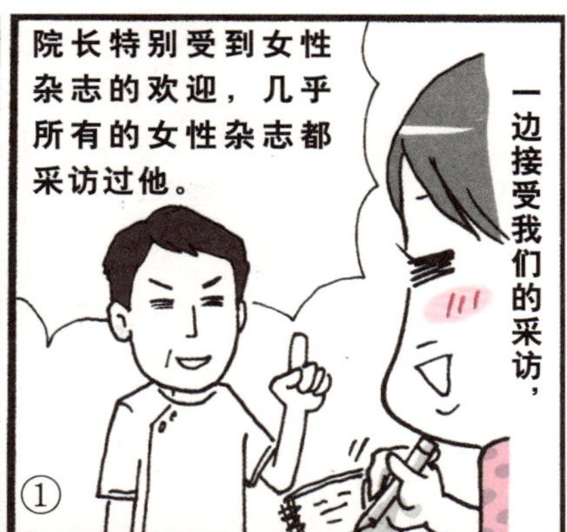
①
院长特别受到女性杂志的欢迎，几乎所有的女性杂志都采访过他。
一边接受我们的采访，

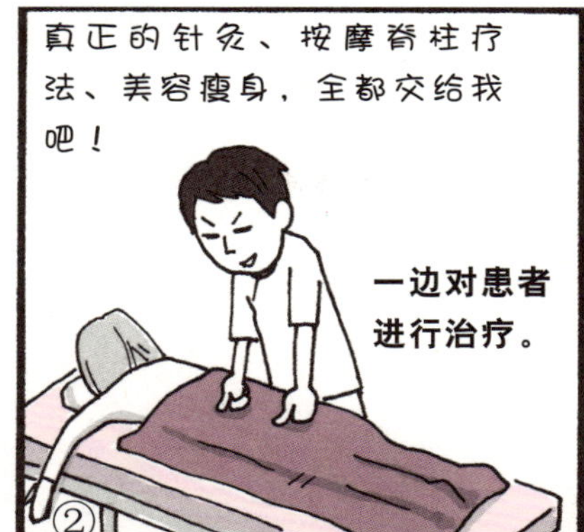
②
真正的针灸、按摩脊柱疗法、美容瘦身，全都交给我吧！
一边对患者进行治疗。

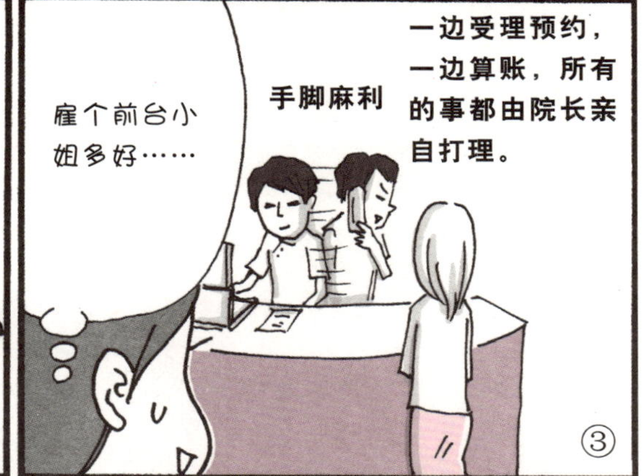
③
一边受理预约，一边算账，所有的事都由院长亲自打理。
手脚麻利
雇个前台小姐多好……

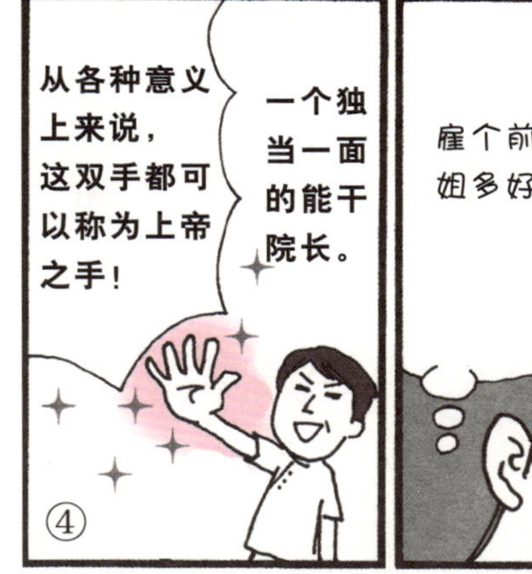
④
从各种意义上来说，这双手都可以称为上帝之手！
一个独当一面的能干院长。

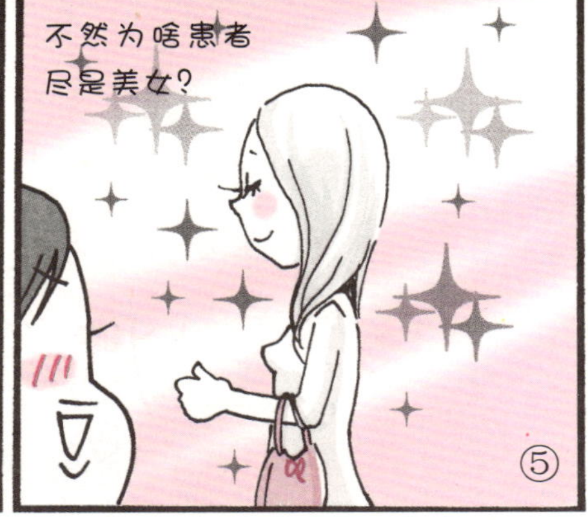
⑤
不然为啥患者尽是美女？

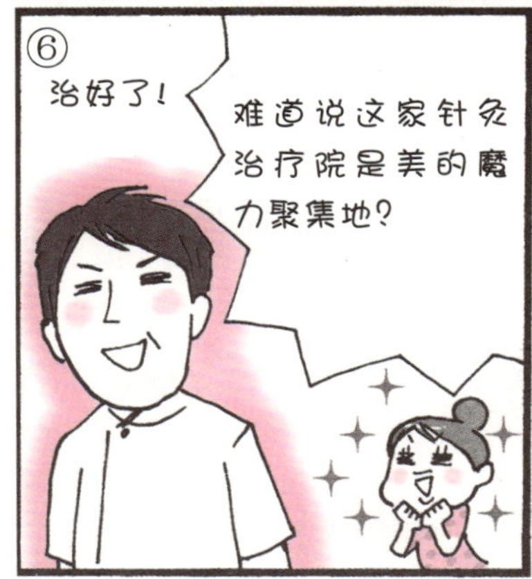
⑥
治好了！
难道说这家针灸治疗院是美的魔力聚集地？

本章小结

★“躺着就能瘦”减肥法
是每天仅需躺下5分钟的减肥方法。
★不花时间不花钱，
就能瘦得漂漂亮亮。
★矫正盆骨变形，
使内脏器官更加健康，代谢功能得到增强。
★不管是什么体质的人，
都能按照自己的习惯，简单安全地瘦下来。
★除减肥以外，
对减轻身体的各种不适，也有效。

第二章

基本做法

“躺着就能瘦”减肥法的要点是，

躺着的时候要找准窍门、摆好姿势。

这是非常简单的做法，

读一遍应该就能记住了。

赶紧地，就从今天开始做吧。

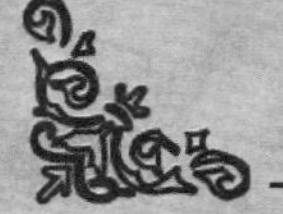
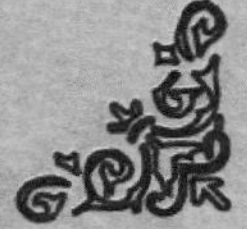

次数

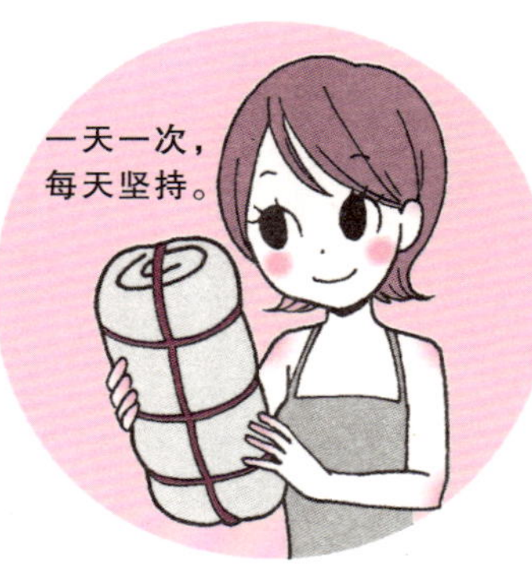

基本上，一天一次就够了。开始的时候，眼看着身材瘦下来，会有人想要做好多次。虽说增加次数不会对身体有不良影响，但是效果也不会有很大差别。每天坚持才是最重要的。每天最多做两次，这样对您的生活才不会造成负担。

时间

标准是一次5分钟。10分钟左右也行，不过效果不会有多大不同。要注意的是，做的时间过长，或者做着做着就睡着了，都是不对的。另外，如果您有严重的腰痛，5分钟可能也会让您吃不消。像这种情况，请不要勉强自己，可以先从很短的时间开始练起，慢慢地延长锻炼时间。

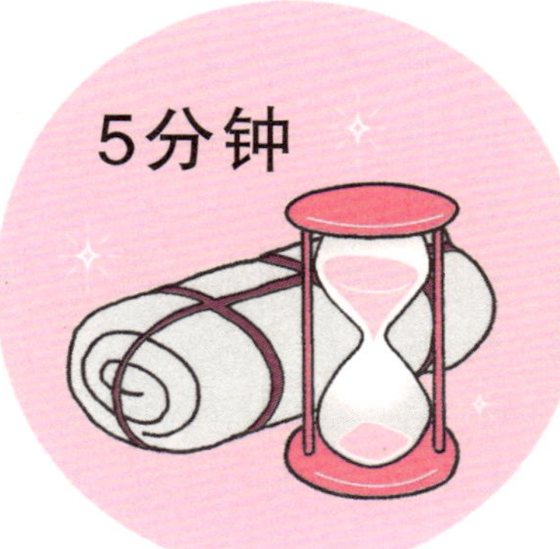

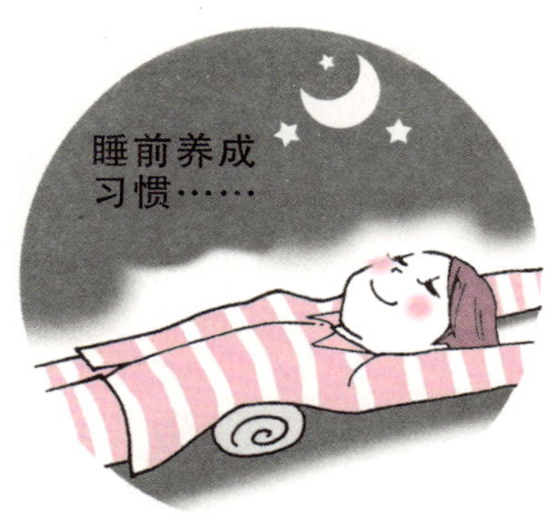

时机

最放松的时候最好。我推荐睡觉之前或者刚洗完澡的时候。早上做当然也可以，不过晚上的时候盆骨才处于疲劳状态，变形也更厉害，因此晚上能更切实地体验到效果。由于会影响消化，饭后两小时内请不要做。另外，醉酒的时候做是没有什么效果的。感冒或者身体不舒服的时候，也请注意适当调节一下。

场所

由于必须让枕头抬起腰部，使腰部呈现一定的弧形，因此在软软的床上是没有效果的。选择在木地板或榻榻米上进行吧，也可以垫上一层地毯。如果是在硬板床或很薄的被子上，只要身体不下沉也没关系。头部挨着地板会疼的人，可以在脑后垫上一个不高的枕头或者毛巾。

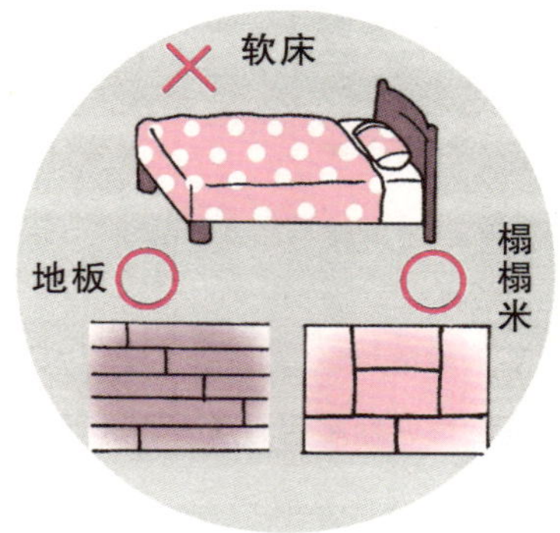

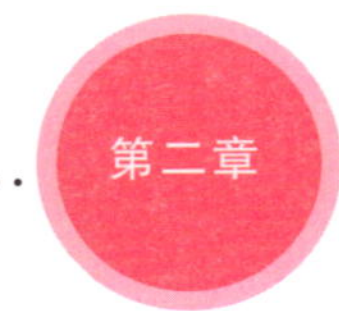

[枕头的做法]

躺着瘦身的秘密武器，一起来做专用枕头吧！

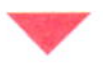

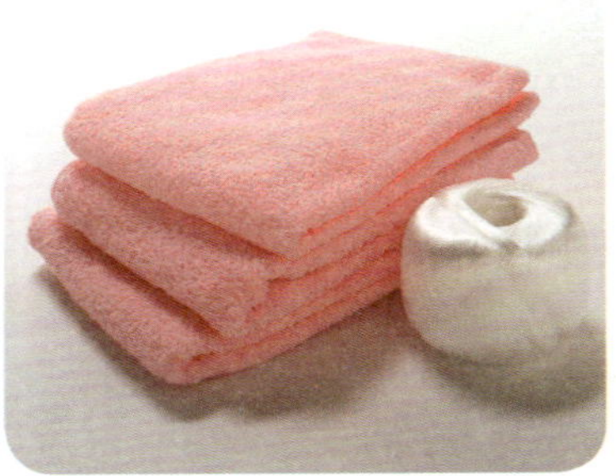

准备工作

需要准备的东西只有这些：任何家庭都有的浴巾2～3条和塑料绳！浴巾的材质和塑料绳的种类不限。如果浴巾较厚，那么只需一条就够了。可以卷起浴巾试着调整。

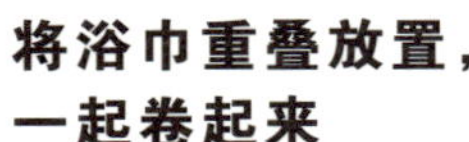

将浴巾重叠放置，一起卷起来

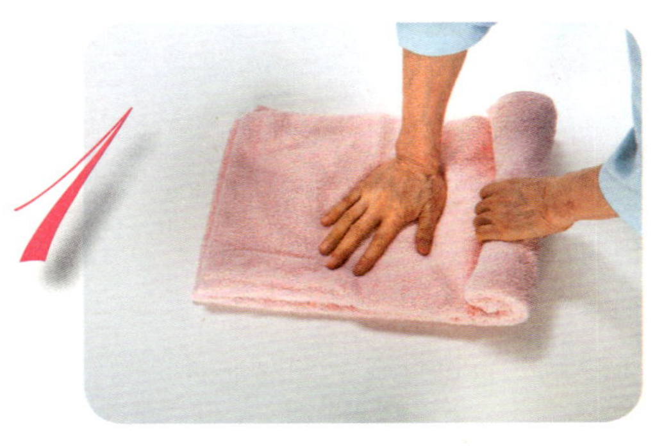

开始卷的时候，要特别用力，绝不能松散。

将浴巾折成约50厘米宽（普通大小的都可以对折），重叠放置2～3条浴巾，然后用力从一边开始卷。使用的时候，若由于身体重量而把浴巾枕头压扁了就没用了，所以请尽量将浴巾卷得紧紧的，不要留空隙。用手或者膝盖压着卷，应该就能卷得很好。

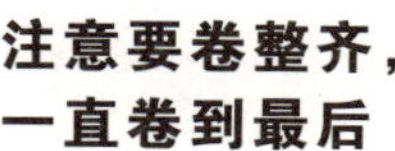

注意要卷整齐，一直卷到最后

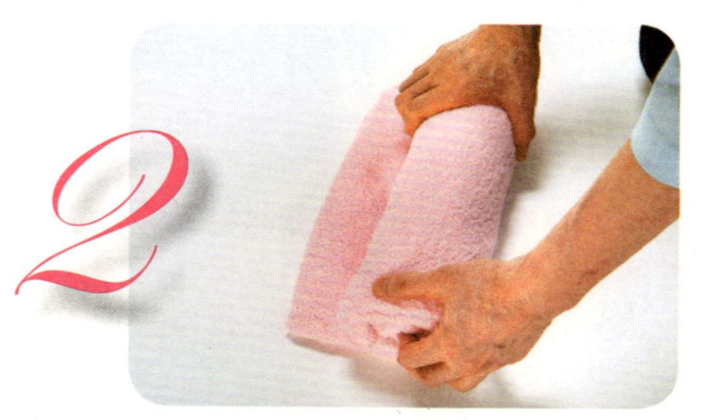

浴巾要是卷得不整齐，枕头的高度也会变化，请一定注意。

一直用力卷到最后，注意不要让浴巾从两头冒出来。枕头的高度，以卷成的圆柱体的直径呈10 cm为最佳。过高的话，可以减少一条浴巾，或者换一条薄一点的浴巾。另外，若是一躺下就感到疼或者平时就容易腰疼的人，不要勉强自己，请从稍微低一点的枕头开始练习。

用塑料绳将浴巾做的枕头系紧

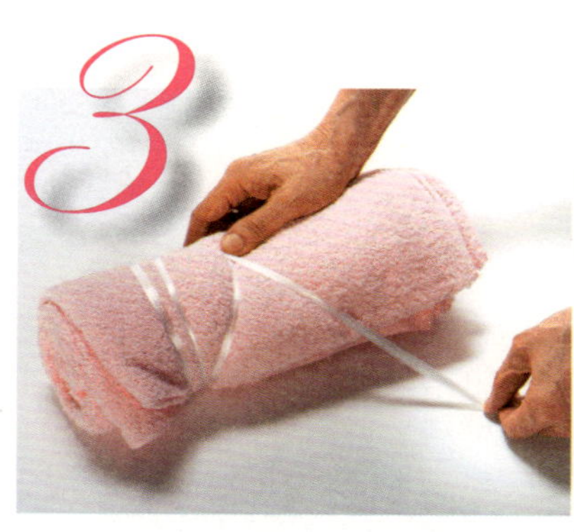

用塑料绳将枕头系紧，固定住。系的方式没有要求。您可以一圈圈地系，也可以如左图所示，绕一圈，然后稍稍倾斜，交叉着系。这样做可以强化枕头中间的硬度。好不容易卷成功的枕头，我们不能让它轻易就散了。因此，请用力系紧，将塑料绳系得就好像嵌进浴巾里一样。

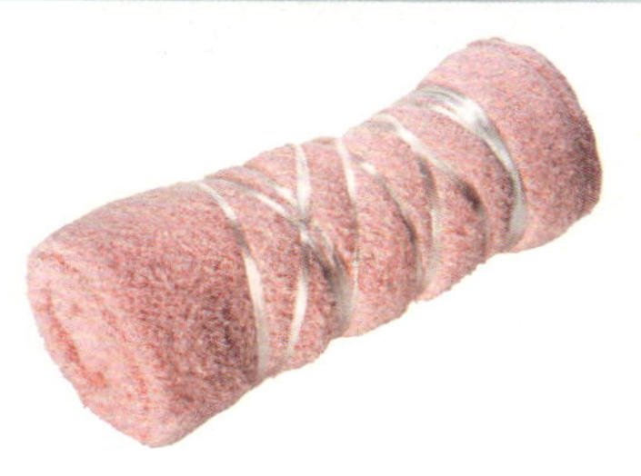

这就是唯一的工具！卷一个，全家都能用。

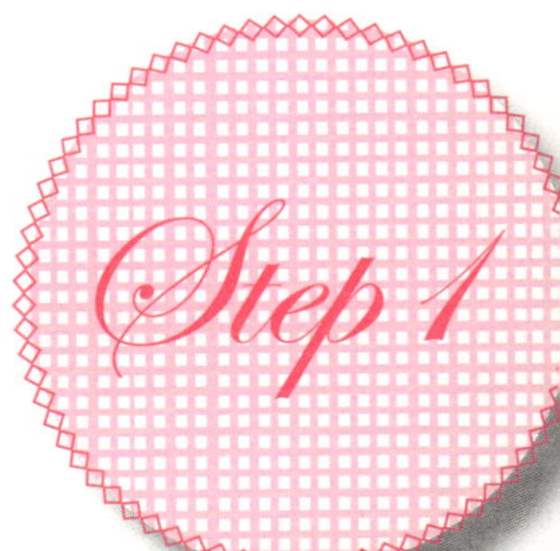

[枕头的位置]

"躺着就能瘦"减肥法能够借助腰部下方垫着的枕头给予刺激，促进盆骨的自然矫正。一定要好好确认枕头的摆放位置是否正确。

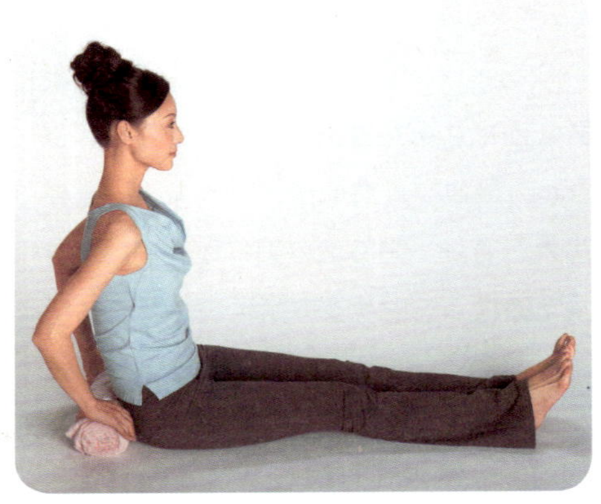

坐在木质地板或者薄被子上，后背挺直，伸直双腿。将枕头紧挨着屁股放置。然后，以这样的姿势，腰部顶住枕头，上半身向后躺下。

用手按住枕头，防止它滑动，慢慢躺下。等到身体完全躺下的时候，枕头就处于腰椎骨的正下方，这是最正确的位置。

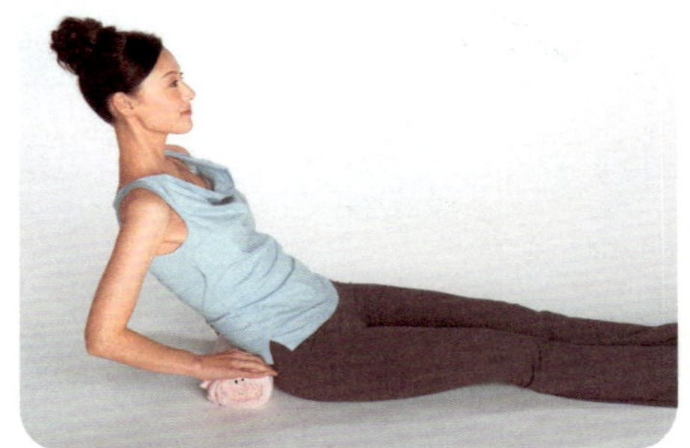

Point

躺下时，注意不要让枕头的位置移动了。

[躺下的姿势]

全身放松地躺在枕头上，就能自然地呈现有利于矫正盆骨的姿势。这时很多人会感到腰部得到伸展，“好舒服”。

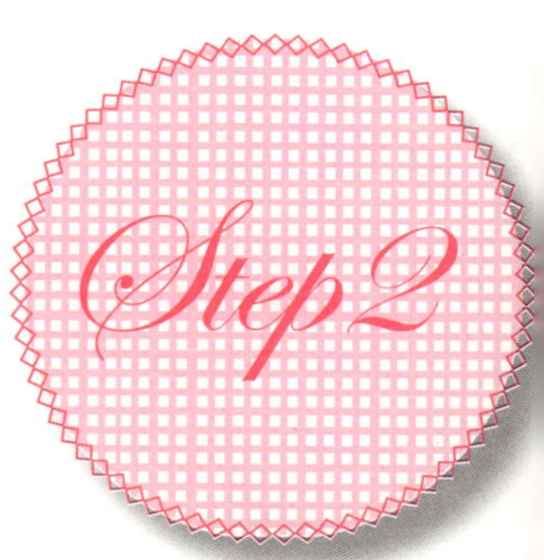

完全躺下时，收一次腹。这样可以一下子抬高内脏器官。而且压在枕头上的体重，可以刺激盆骨，因此不需要另外施力。请顺从重力，自然地躺下。

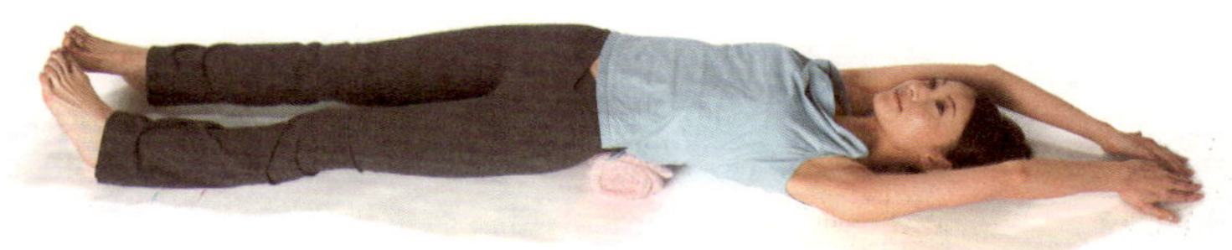

Point

躺下时，让体重落在枕头上很重要，所以不要用力，放轻松点吧。

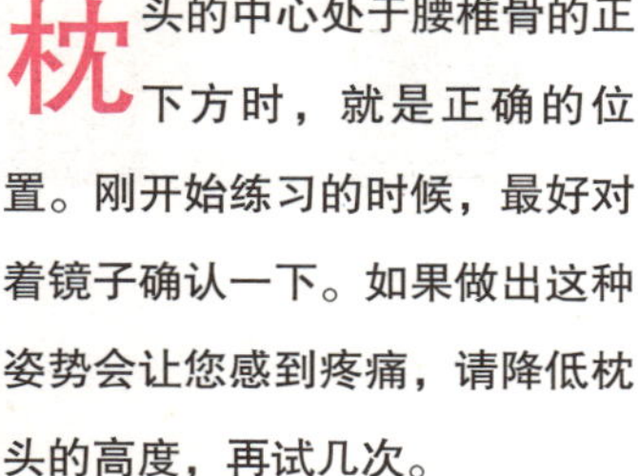

枕头的中心处于腰椎骨的正下方时，就是正确的位置。刚开始练习的时候，最好对着镜子确认一下。如果做出这种姿势会让您感到疼痛，请降低枕头的高度，再试几次。

[脚呈八字形]

**以盆骨为中心，下半身的骨骼也在发生着变形。
只要将脚摆成八字形，即使不作复杂的锻炼，也能收紧下半身的骨骼。**

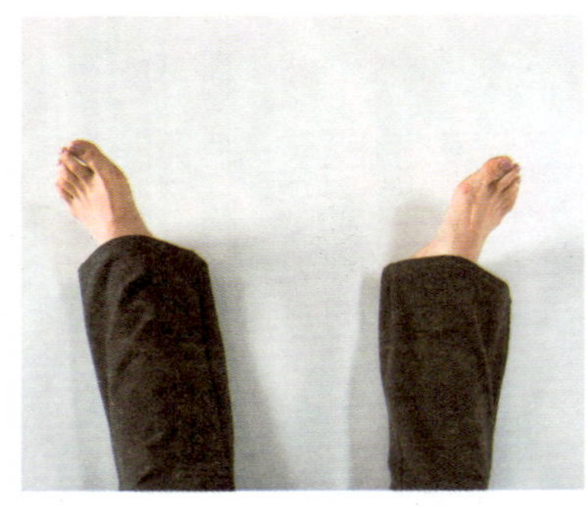

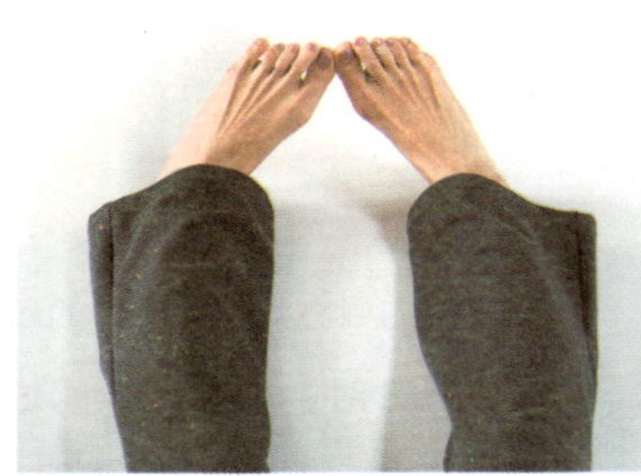

躺下后将双脚分开，与肩同宽。完全放松时双脚的样子应该如右上图所示。若是将左右脚的拇指并成一个“八”字，如右下图所示,自然而然地就能把下半身的骨骼收紧。若保持这种姿势对您来说有困难，偶尔放松一下双脚也没关系。

Point

八字形脚让您难受的话，建议每坚持1分钟就放松10秒，调节一下。

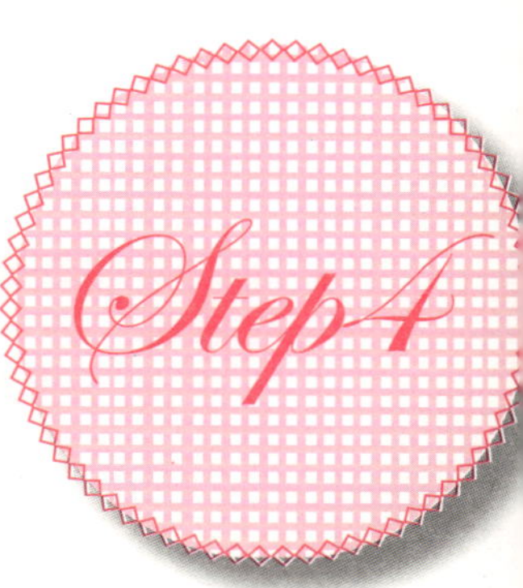

[双臂上扬呈欢呼状]

与下半身相同，上半身也在逐渐向外松弛，发生着变形。
只要举起双手，稍微改变一下掌心的朝向，就能收紧上半身的骨骼。

双脚呈八字形，双手置于头上，做出欢呼的样子。这时，手指伸直，掌心向下，左右手的小指紧挨，贴着地面。肘部朝向身体内侧，手腕的内侧应朝向地面，如下图所示。

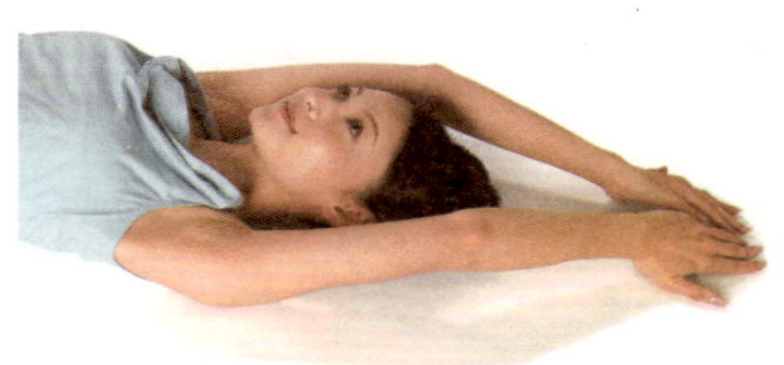

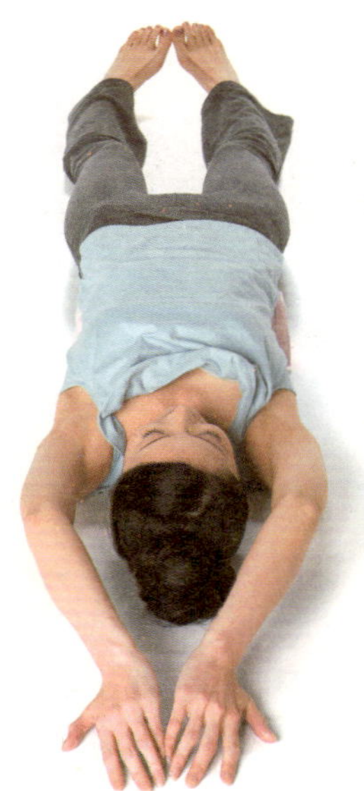

手和脚都做到上图所示的姿势后，全身的骨骼都会朝向身体内侧收拢。向外变形的平板身体又将恢复立体。若您的手无法触到地面，只要将手伸到您能够到的位置就可以了。

Point

同脚的情况一样，若您很难保持这种姿势，可以间或休息一下。

[躺下5分钟]

将枕头放置在正确的位置，手心和脚心朝向内侧，剩下的就是保持这种姿势5分钟。这么短的时间内，您的身体就能得到改变！

【手腕】

掌心朝下，紧贴地面。若您的手触不到地面，只要伸到您能够到的位置就可以了。能触到地面但是感到很吃力的话，偶尔休息一下也没关系。

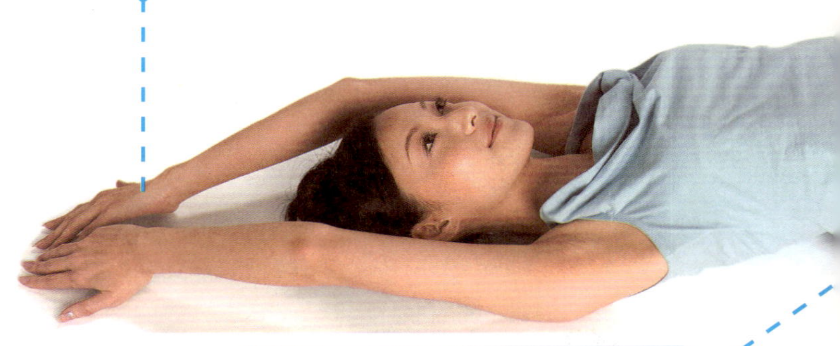

【腰部】

腰椎骨的位置要正对着枕头的中心。若您感到疼痛，可以将枕头的高度调低，或者缩短时间，慢慢来。

躺在枕头上，摆好手脚的姿势，就这样保持5分钟。
以上5个步骤就是“躺着就能瘦”减肥法的基本内容。
利用枕头给予盆骨刺激，手脚的姿势可以向内收紧上半身和下半身的骨骼。
身体舒展，感觉很舒服。您一定愿意每天练习。

【脚部】

左右脚的拇趾紧挨，呈八字形。若您保持这种姿势5分钟感到吃力的话，可以偶尔将脚分开，不要勉强自己。

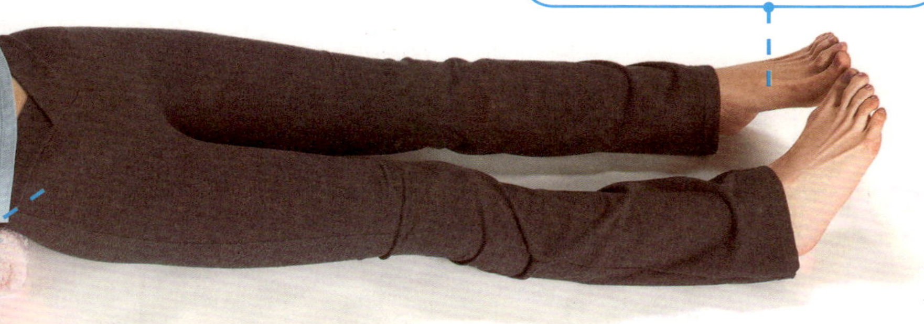

Point

躺着的时候，对平日里支撑着我们身体的盆骨说声谢谢吧。多年来，我诊断过很多人的盆骨，我觉得，若是怀着感激的心情来护理骨盆，骨盆也会为我们努力的。我们能过舒舒服服的生活也是归功于盆骨。所以，请不要认为它只是骨头，请将它视为宝物，好好珍惜。

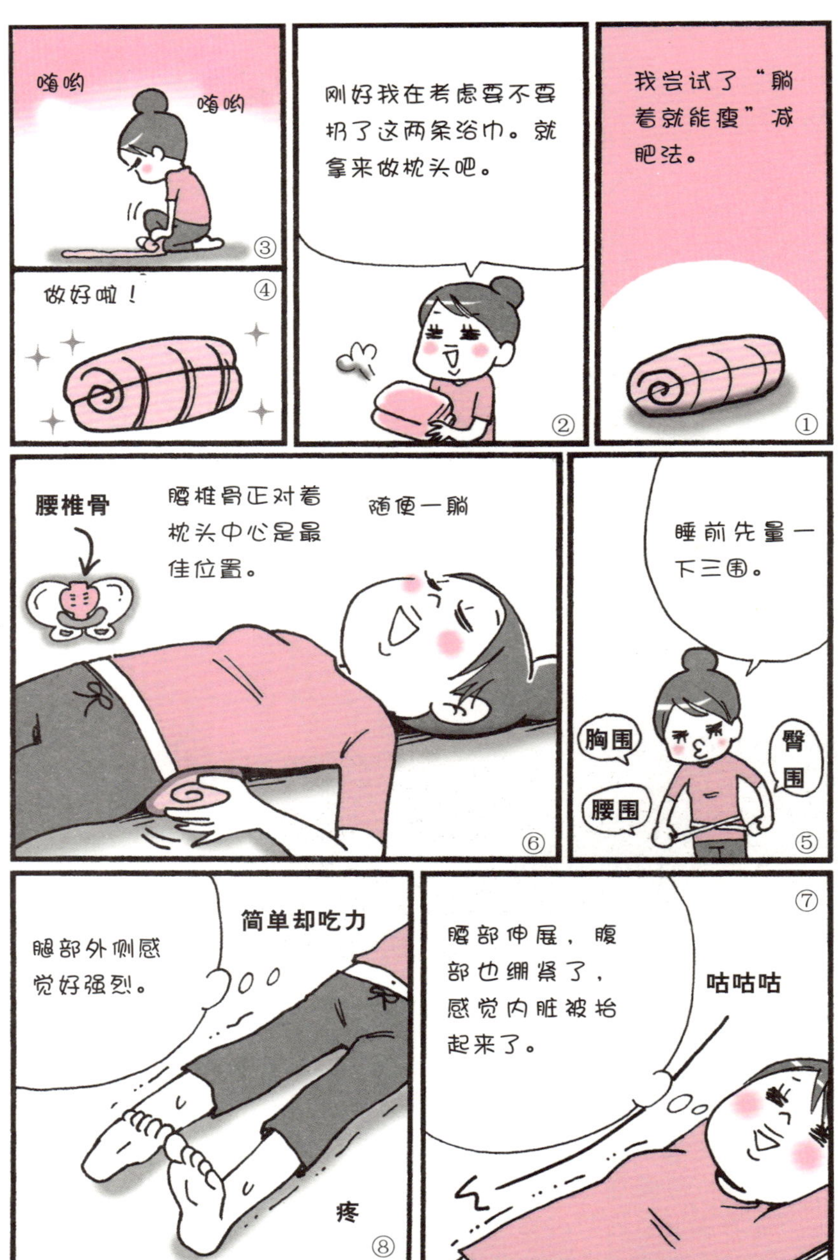
①
我尝试了“躺着就能瘦”减肥法。
②
刚好我在考虑要不要扔了这两条浴巾。就拿来做枕头吧。
③
嗨哟
嗨哟
④
做好啦！
⑤
睡前先量一下三围。
胸围
腰围
臀围
⑥
腰椎骨
腰椎骨正对着枕头中心是最佳位置。
随便一躺
⑦
腰部伸展，腹部也绷紧了，感觉内脏被抬起来了。
咕咕咕
⑧
简单却吃力
腿部外侧感觉好强烈。
疼

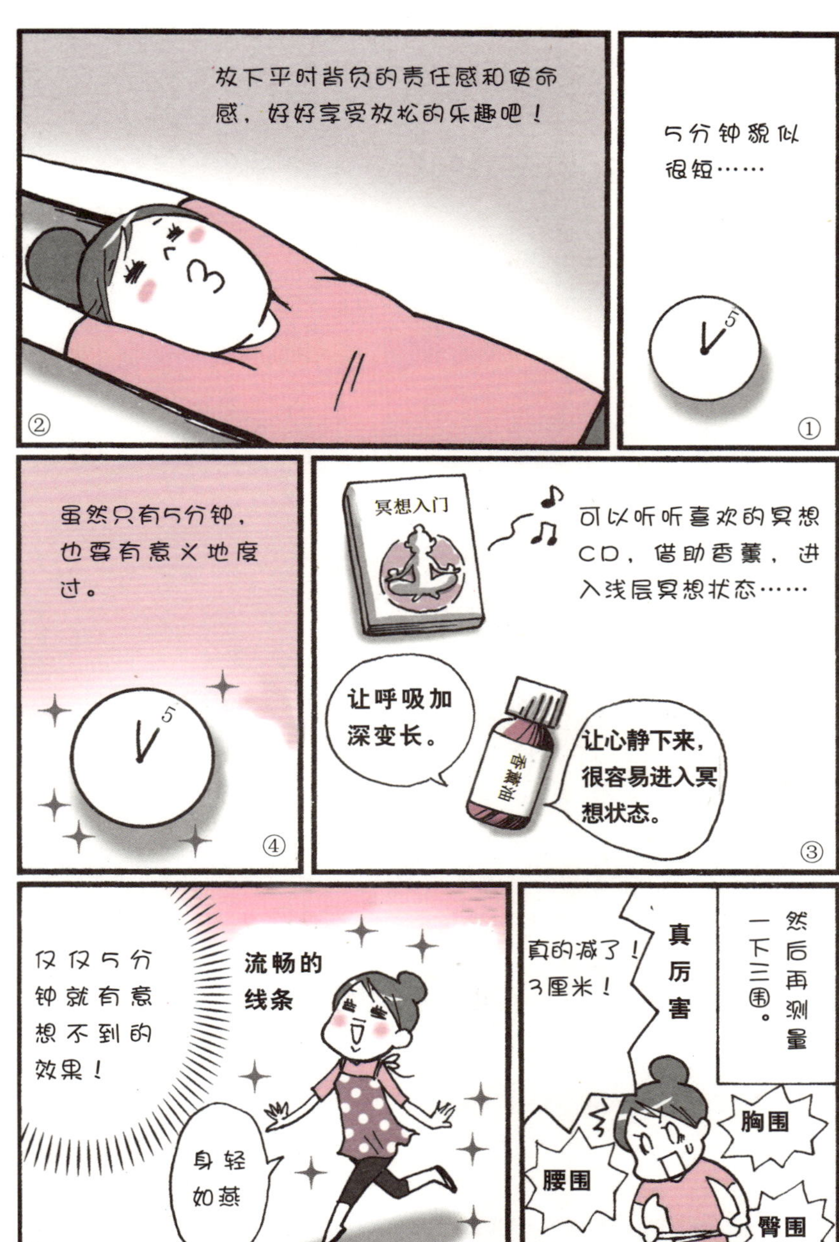

5分钟貌似很短……
放下平时背负的责任感和使命感，好好享受放松的乐趣吧！
冥想入门
可以听听喜欢的冥想CD，借助香薰，进入浅层冥想状态……
让呼吸加深变长。
香薰油
让心静下来，很容易进入冥想状态。
虽然只有5分钟，也要有意义地度过。
然后再测量一下三围。
真厉害
真的减了！3厘米！
胸围
腰围
臀围
仅仅5分钟就有意想不到的效果！
流畅的线条
身轻如燕

本章小结

★一天一次5分钟，放松的时候做。

★不要在柔软的床上做，要在木地板等坚硬的地方做。

★枕头的高度大约为10 cm。为了防止枕头散开，一定要绑紧。

★注意枕头摆放的位置，手脚尽量摆出能矫正骨骼的姿势。

★若坚持5分钟很吃力，那么可以适当调节一下。您可以稍稍休息，或者缩短练习时间。

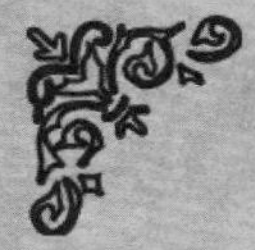
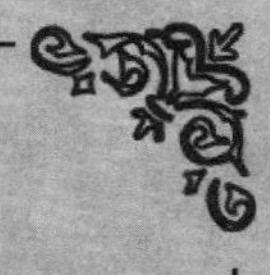

第三章

应用篇

我们还有针对特别部位的做法，

如美腿与丰胸等。

若结合基本做法一起做，效果更好。

除了减肥之外，

本章也将介绍“躺着就能瘦”减肥法

的其他疗效。

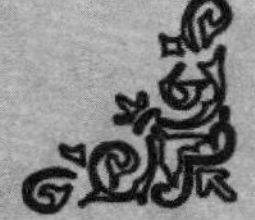

美腿

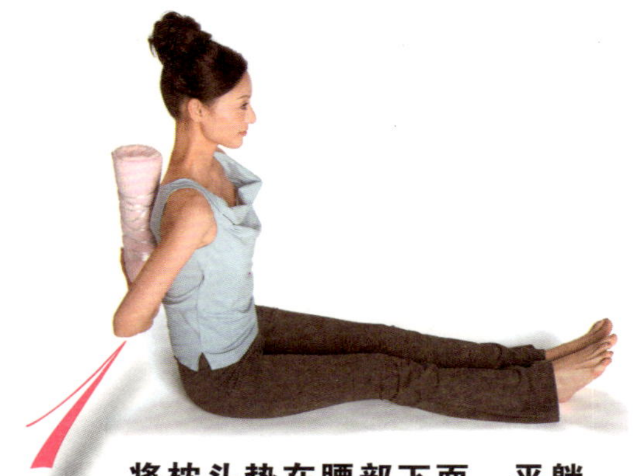

1

将枕头垫在腰部下面，平躺

将枕头平放，垫在腰部下方。躺下后，双手自然伸展。这时枕头应该是位于腰椎骨稍稍偏上的位置。

拥有紧绷而有曲线的美腿是女性的向往。可是腿部也是很难瘦下去的部位。将变形的双腿骨头矫正，多余的赘肉就会消失，拥有修长的美腿。

2

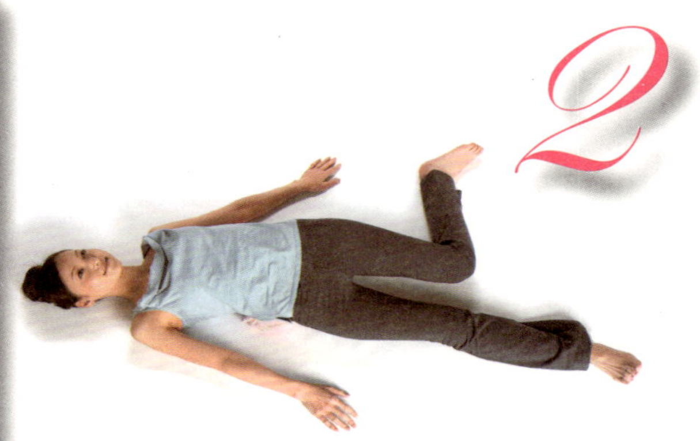

单腿弯曲，膝盖内侧紧贴地面，保持1分钟

注意身体不要偏向两侧。膝盖内侧紧贴地面，单腿弯曲，保持这种姿势1分钟。膝盖内侧接触不到地面的人，做到您能做到的位置就可以了。

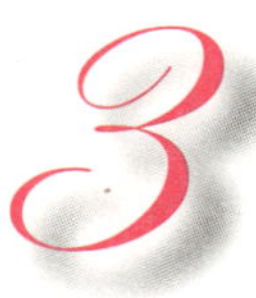

换另一条腿，同样保持1分钟

将弯曲的一条腿伸直，换另一条腿，同样保持1分钟弯曲。如果坚持1分钟对您来说稍显困难，那么您可以先从更短的时间开始练习，以后再逐渐延长到1分钟。

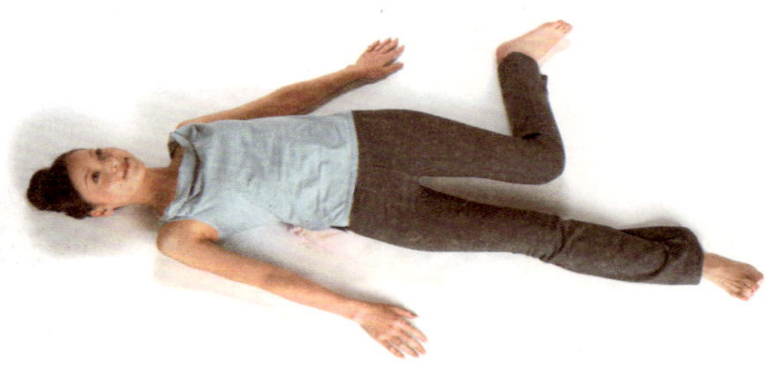

Column

变形的盆骨是造就粗壮大腿的“元凶”！

盆骨的变形情况因人而异，但大多数人都是向外松弛，逐渐变宽。盆骨一旦变宽，与其连接着的腿部骨头也就随之向外变形，于是双腿看起来会很粗。而且，我们的身体为了与变形抗衡，双腿的外侧会逐渐形成肌肉，变得越来越粗壮。如果将盆骨的变形矫正过来，双腿恢复原来的位置，多余的肌肉就会逐渐消失，拥有曼妙美腿指日可待。

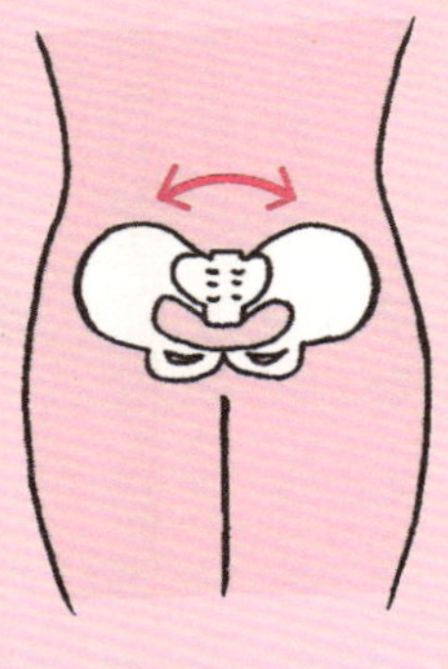

矫正o型腿

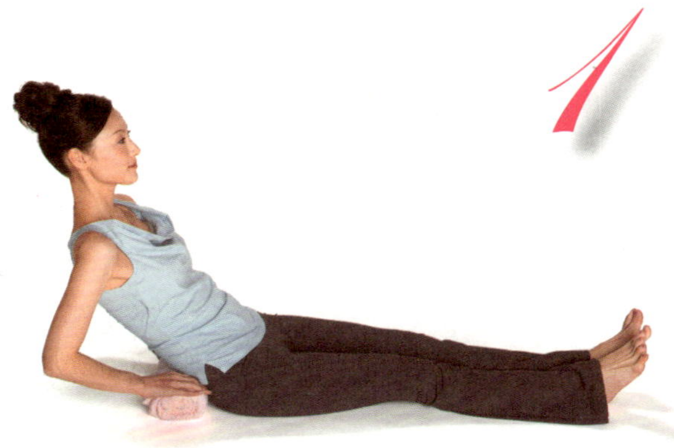

将枕头垫在臀部下面，平躺

仰面躺下，将枕头垫在臀部下面。这时，枕头最好是位于腰椎骨以下的位置。

即使腿再纤细，变成o型腿的话，也不会好看。双膝分得很开的o型腿，很有可能是由于盆骨过于紧张造成的。让我们稍微放松一下盆骨，告别o型腿吧！

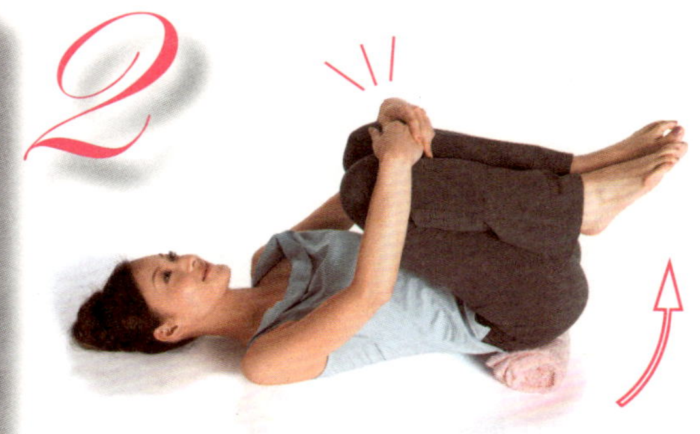

双腿并拢弯曲，双手抱膝

保持臀部垫在枕头上的姿势，双脚并拢弯曲，双手抱住膝盖。肩膀放松，不要过于用力。

3

就这样保持3～5分钟

双手抱膝保持3～5分钟。由于这是拉开盆骨的动作，所以每天不用做很多次，一次就足够了。

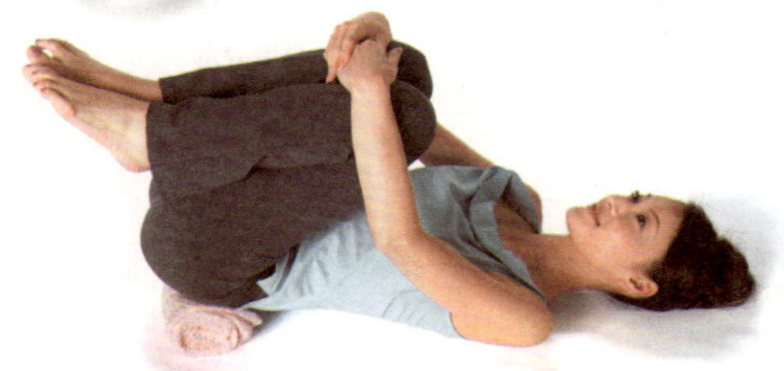

Column

太紧张也不行，活动盆骨很重要！

造成O型腿的原因之一就是盆骨过于收紧。也许有人会认为，让盆骨收紧不是更好吗？但是，盆骨收紧的状态一旦定型，对身体是没有好处的。代谢能力会减弱，怕冷畏寒、腰痛都会随之而来。为了拥有既苗条又健康的身体，让盆骨适当地活动一下还是非常重要的。

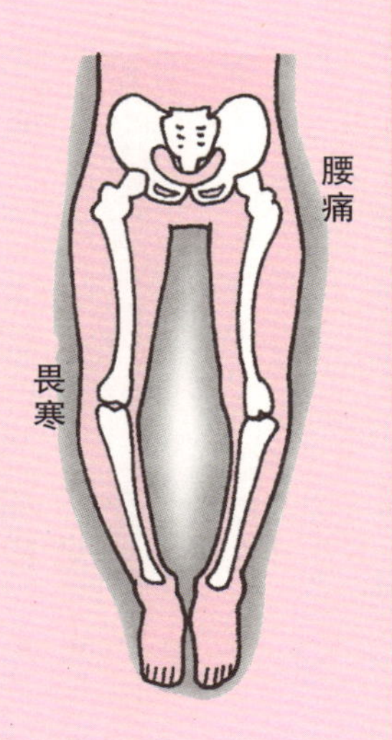

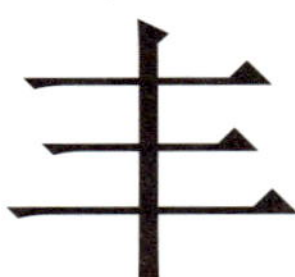

丰胸

1

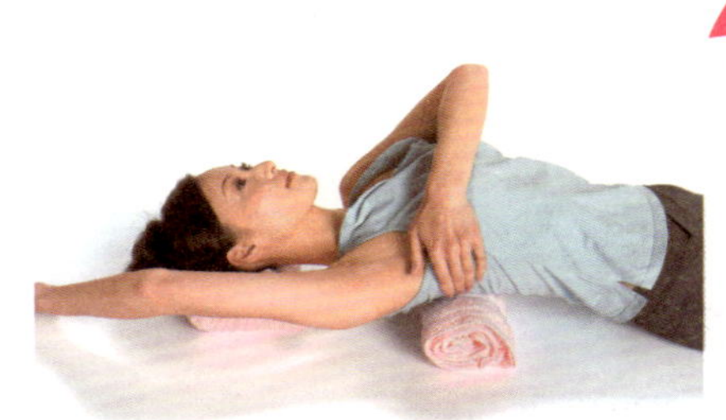

将枕头横放，垫着肩胛骨

双腿伸直，背部挺直坐下。将枕头放在背部肩胛骨的位置躺下。这时，枕头应该在乳头的正下方。

盆骨若向外变形，全身的骨骼都会向外打开。于是胸部也会外扩，变得扁平。若能一下子把胸部收紧，就能拥有立体且富有美感的胸型。

2

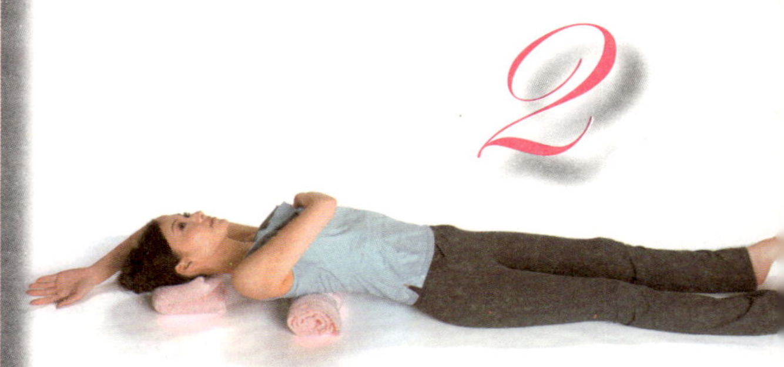

收紧胸部之后，将手举起

躺下之后，用手托起胸部，就像穿戴胸罩时一样。然后，双手上举。参照“基本做法”（p51），双脚自然放松。

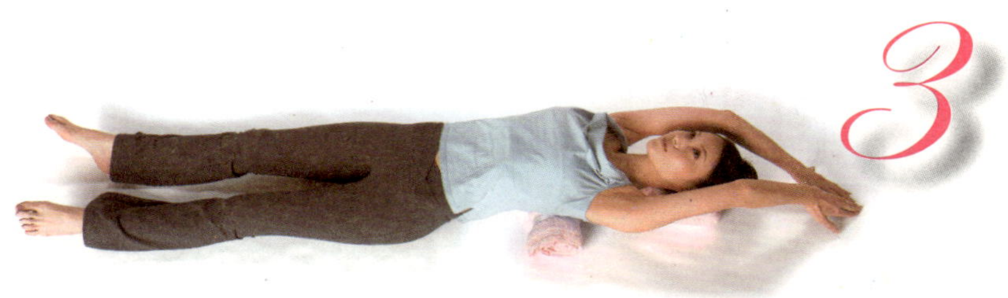

就这样保持3～5分钟

保持双手上举的姿势3～5分钟。不过，由于这是需要时间才能习惯的姿势，刚开始练习时，可以从30秒开始，逐渐延长到1分钟左右，让身体慢慢去适应。

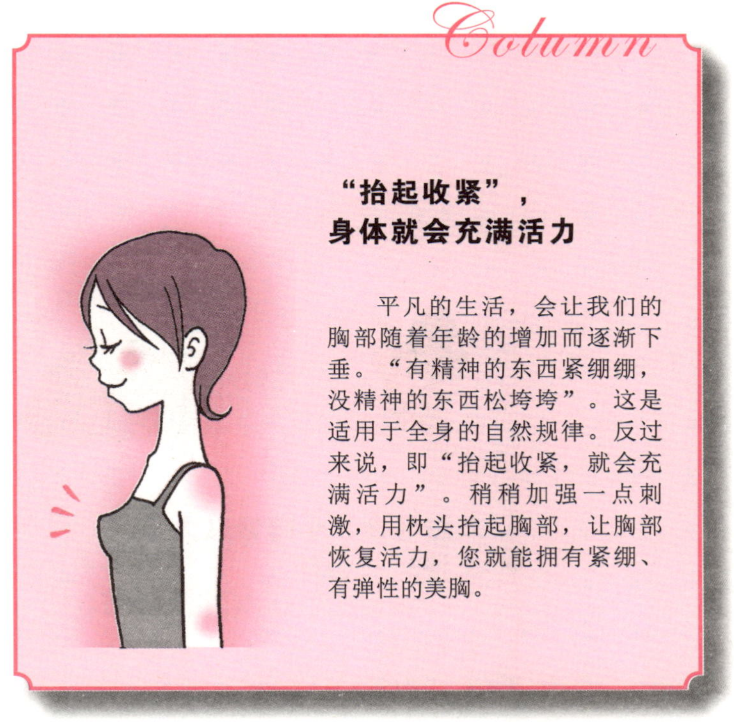

"抬起收紧"，身体就会充满活力

平凡的生活，会让我们的胸部随着年龄的增加而逐渐下垂。"有精神的东西紧绷绷，没精神的东西松垮垮"。这是适用于全身的自然规律。反过来说，即"抬起收紧，就会充满活力"。稍稍加强一点刺激，用枕头抬起胸部，让胸部恢复活力，您就能拥有紧绷、有弹性的美胸。

翘臀

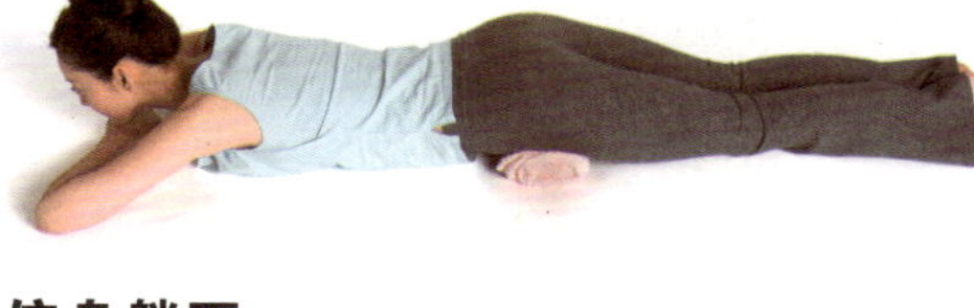

俯身躺下，
将枕头垫在耻骨下方

将枕头横放在耻骨下方（臀部最高部位的正下方）。手臂同上图中一样，托着面部。

扁平宽厚的大屁股，我们该拿它怎么办呢？借用枕头的刺激，稍稍锻炼一下，就可以简单有效地塑造迷人美臀。

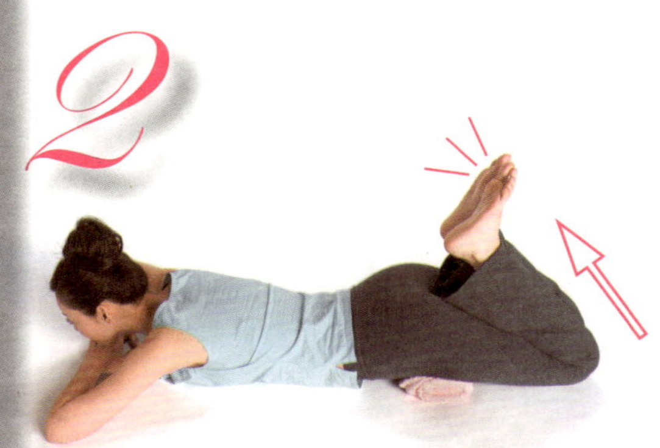

双腿弯曲，小腿紧贴大腿，
保持3～5分钟

将腿部弯曲，小腿紧贴住大腿后侧，保持这种姿势3～5分钟。这时，若能尽量将膝盖向上抬，则效果会更加明显。

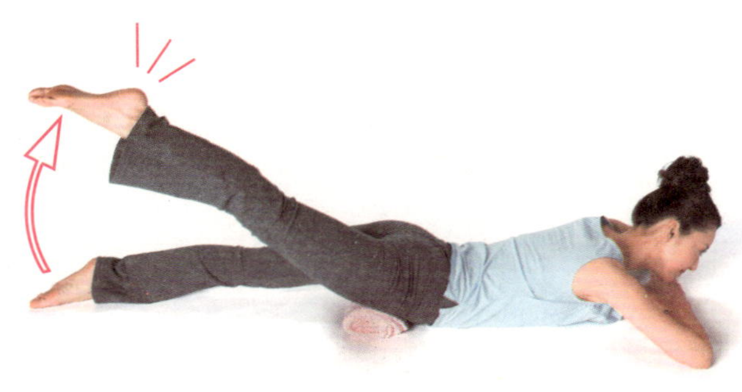

保持双腿伸直，效果更佳

若您还有力气的话，可以将双腿伸直，向上抬起，只要抬到您能够抬起的高度就可以了。保持这个高度，数10下。做这个动作时，要注意双腿交换着做。

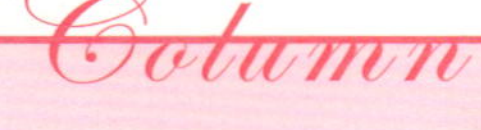

耻骨的养护对女性尤其重要！

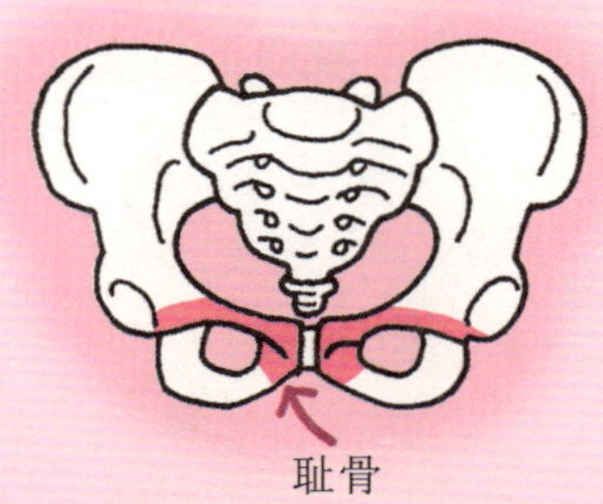

耻骨位于盆骨前部，具有调节盆骨运动的作用。正因为有了耻骨，我们才能跑能走。女性由于生育，耻骨更容易松弛、变形，因此耻骨的养护就显得尤为重要。耻骨的变形我们很难发觉，所以大家就通过矫正盆骨的变形，自然而然地也矫正耻骨的变形吧。

缓解肩酸、腰痛

将枕头竖放，对准后背正中央

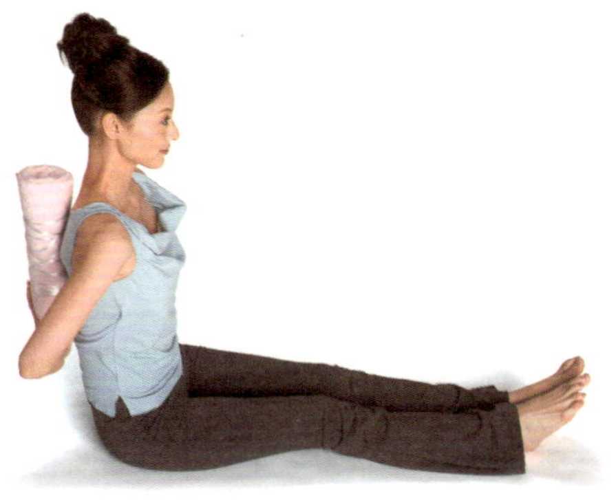

双脚向前伸直，后背挺直，将枕头竖着放在背后的肩胛骨（后背上部的左右两块骨头）之间。

不论是哪个年龄层，都有很多人为痛苦的肩酸、腰痛所烦恼。自己给自己熟练地按摩很困难，但是使用枕头就可以轻轻松松地解除这个烦恼了。

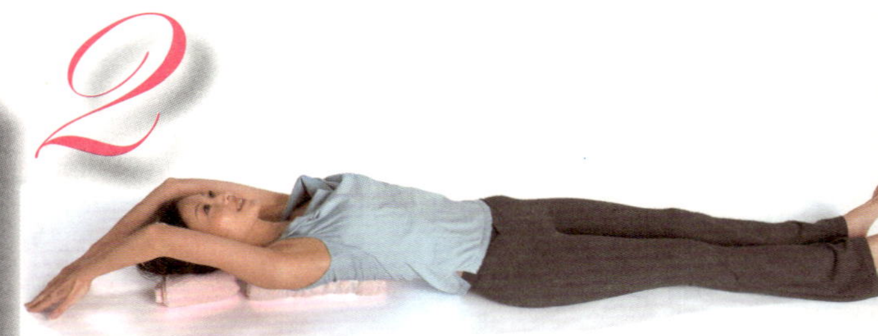

躺下，双臂上扬呈欢呼状

平躺下来，双臂按照“基本做法”（p51）上举。双脚自然伸直。这种姿势对手臂的塑形也很有帮助。

3

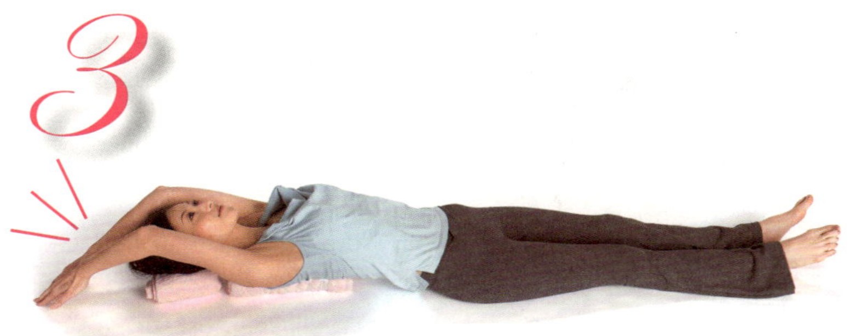

就这样保持3～5分钟

体会胸部肌肉被牵扯的感觉，保持这种姿势3～5分钟。偶尔对锁骨周围进行一下按摩，对缓解肩酸也十分有效。

Column

腰部和胸部是一样的？！人体内不可思议的联系

从整体上来说，腰部和胸部是可以同一而论的。虽然表面上看没什么关系，但是腰部和胸部确实是联系在一起的。腰部即盆骨匀称的话，胸部的外形也会很匀称，肺部的功能也会变强。因此，反过来，如果解决了胸部的问题，腰痛也会随之减轻。并且，由于肩膀与锁骨、手臂、肩胛骨相连，胸部的问题解决了，肩膀也就放松了。人体的各个部位并不是独立的，而是相互影响着的。

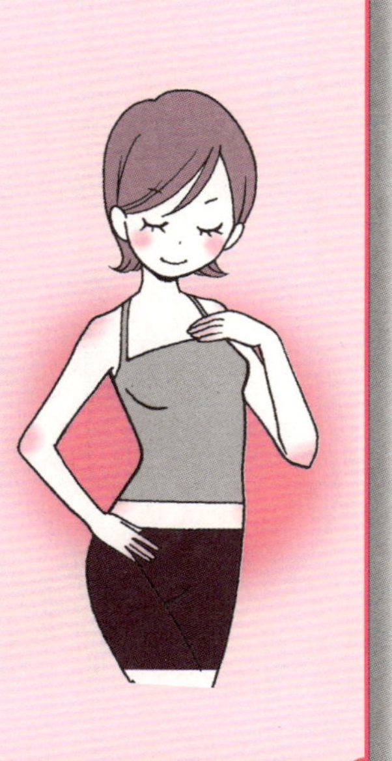

对这些症状也有疗效！

轻度抑郁

矫正腰椎骨的变形，居然会让人在精神上也如释重负！

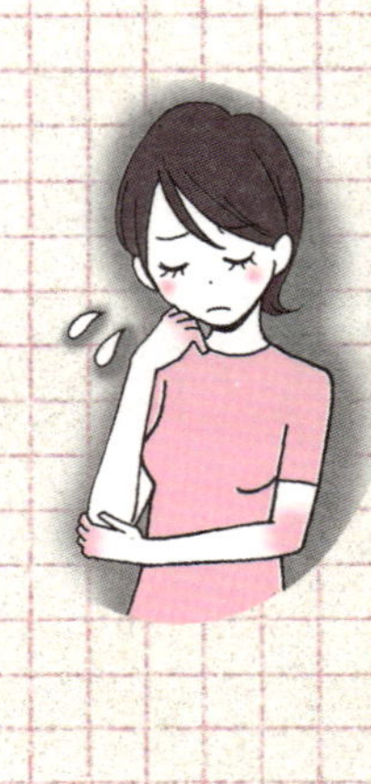

人体的脊柱上，有一组名叫“腰椎骨”的重要骨头。腰椎骨支撑着脊柱和头盖骨，如果腰椎骨变形，头部的骨头也会随之变形，影响大脑。说到轻度抑郁，人们会很容易联想到头部或者心理上的问题。实际上腰椎骨变形也有可能是造成轻度抑郁的原因之一。借矫正盆骨的变形而矫正腰椎骨的变形之后，精神上也会如释重负。

原因不明的不适症状

原因不明的这些烦恼，通过养护腰椎骨就可以全部解决掉！

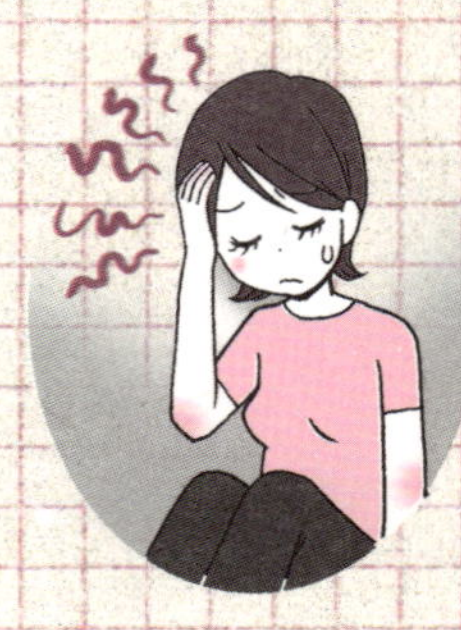

原因不明的头疼、乏力等不适症状，真是让人有苦说不出。周围的人无法了解，痛苦的症状却还在持续。这些烦恼都与自主神经①有关。腰椎骨与许多神经相连，可以说是自主神经的中枢。通过矫正腰椎骨的变形，很有可能使自主神经的功能恢复到正常状态。

注：①自主神经：人的自主神经可分为交感神经和副交感神经两部分，它们共同支配着内脏器官。

焦躁不安

改善肝功能，治好焦躁不安

在东洋医学中，焦躁不安和易怒都是由肝脏不适引起的。如果肝脏的状态良好，人们就会心情平静，不再焦躁不安。通过矫正盆骨的变形，内脏的变形也会随之矫正，受压迫的神经就能恢复正常功能。因此，如果矫正了盆骨的变形，肝脏就能恢复活力，焦躁不安的症状也将改善。

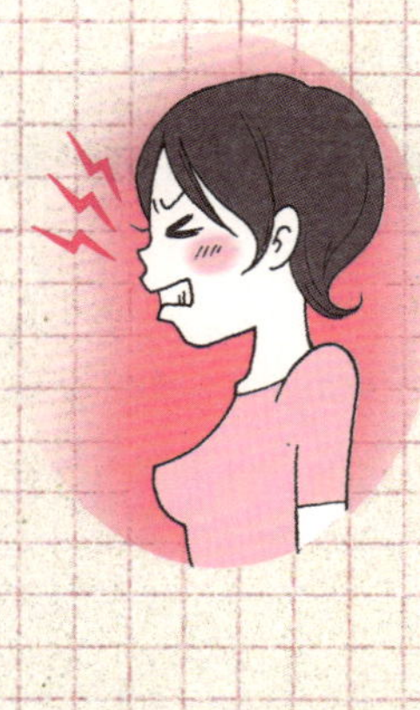

Column

焦躁不安、火气大的人增加了？！30岁是人们的身心转折点

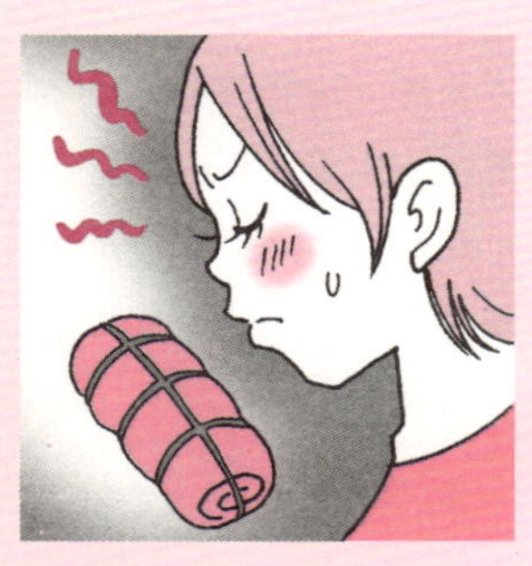

“不知道为什么我总觉得很烦！”“也不知道是哪里出问题了，就是感觉全身无力。”“但又不是什么非上医院不可的大病……”人一过30岁，上述烦恼就多了起来。年轻的时候，既有活力又有强大恢复能力的骨骼及内脏器官，随着年龄的增加逐渐产生了变形。焦躁不安和乏力都是身体传达给我们的信息，千万不要以为是自己的错觉。我们应该好好地矫正变形，我们的身心才会恢复健康。

便秘

改善下垂的肠道，和痛苦的便秘说再见

便秘，虽然是指大便在肠道中堆积的一种状态，但是由于盆骨与肠道的位置十分接近，因而与之有着十分密切的联系。盆骨一旦变形，肠道就会拧在一起，大便的排泄就会受到阻碍。而且，与盆骨的变形相应，肠道会下垂。人体的内脏器官处于下垂状况时，通常功能就会减弱。将盆骨矫正到正确的位置之后，肠道就会被抬起来，完全恢复原有的机能。

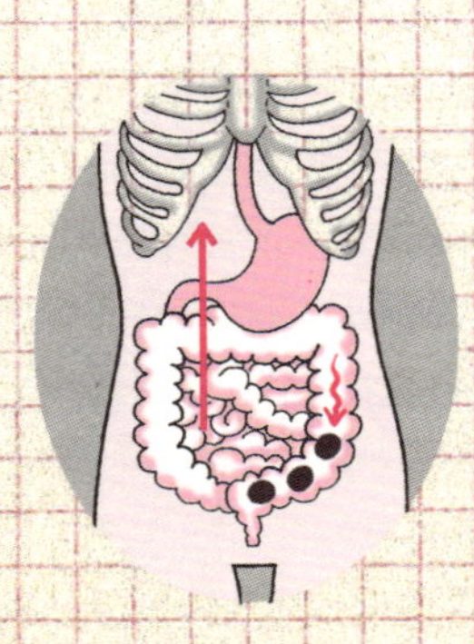

皮肤粗糙

矫正盆骨的变形，改善体内激素平衡

脸上长粉刺和脓包的最大原因就是体内激素分泌紊乱、不平衡。而激素的分泌与盆骨和耻骨有关。盆骨一旦变形，耻骨也会产生变形。这样就会打乱体内激素的分泌平衡，造成皮肤粗糙。将盆骨的变形矫正了，就能自然而然地矫正耻骨的变形，体内激素的分泌就会恢复正常，皮肤也会变得好起来。

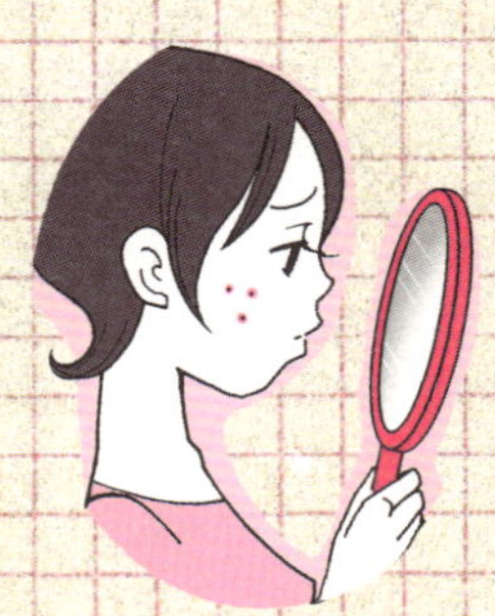

容易疲劳

调理内脏，练就不知疲倦的活力体魄

疲劳的原因，其实是内脏器官不适。内脏器官的功能减弱，就不能从吃下去的食物中充分吸取营养，排毒和排泄废物的能力也会减弱。结果，废物在身体里不断堆积，就会表现为全身无力。控制内脏器官的，从根本上来说，是脊柱中发出的神经。盆骨变形的话，脊柱也会变形，神经就会受到压迫。而盆骨、脊柱的变形一旦矫正，内脏恢复正常功能，就不容易感到疲劳了。

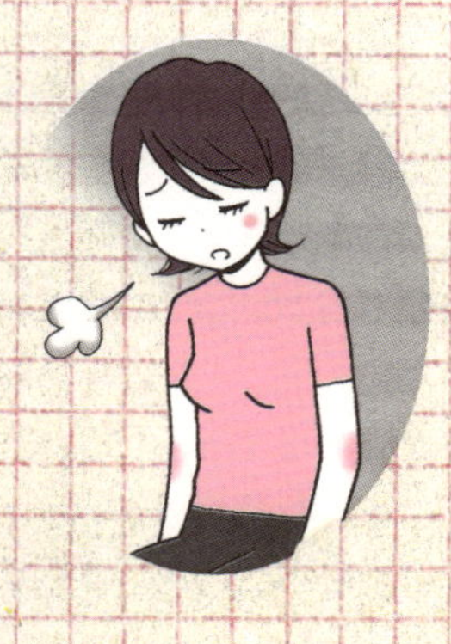

花粉症

主管免疫的肠道活动，还可以影响到花粉症的症状

造成花粉症的原因，是人体对花粉产生了过度的免疫反应。肠道具有一定的免疫功能，它从我们吃下去的食物中吸收营养，并与细菌等从外界进入人体的有害物质作斗争。前文讲便秘的部分里也提到过，矫正盆骨变形可以改善肠道功能。这样，人体免疫机能也将恢复正常，对花粉症也有好的疗效。

浮肿

恢复肾脏活力，排出多余水分

肾脏虽然担负着排出体内多余水分的职责，但肾脏却是怕冷的器官。要让肾脏充分发挥其应有的机能，就必须十分注重保暖。人体内部产生热量并将热量传到全身的是小肠。若盆骨变形导致小肠下垂的话，小肠的机能减弱，就不容易生成热量了。而矫正盆骨变形之后，小肠也会恢复活力，继而肾脏也能正常运转，将体内多余的水分排出，浮肿也就消失了。

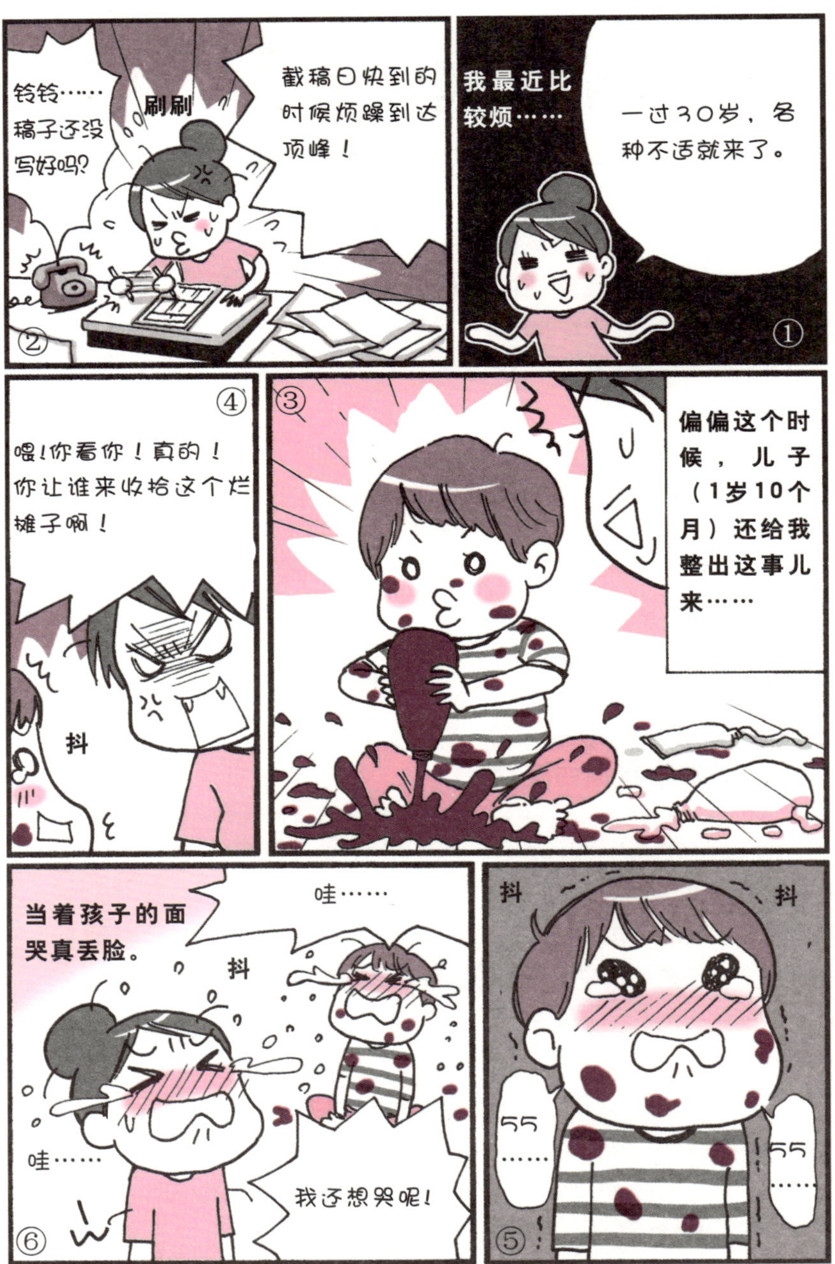
我最近比较烦……
一过30岁，各种不适就来了。
截稿日快到的时候烦躁到达顶峰！
铃铃……稿子还没写好吗?
刷刷
偏偏这个时候，儿子（1岁10个月）还给我整出这事儿来……
喂！你看你！真的！你让谁来收拾这个烂摊子啊！
抖
抖
抖
55……
55……
当着孩子的面哭真丢脸。
哇……
抖
哇……
我还想哭呢！

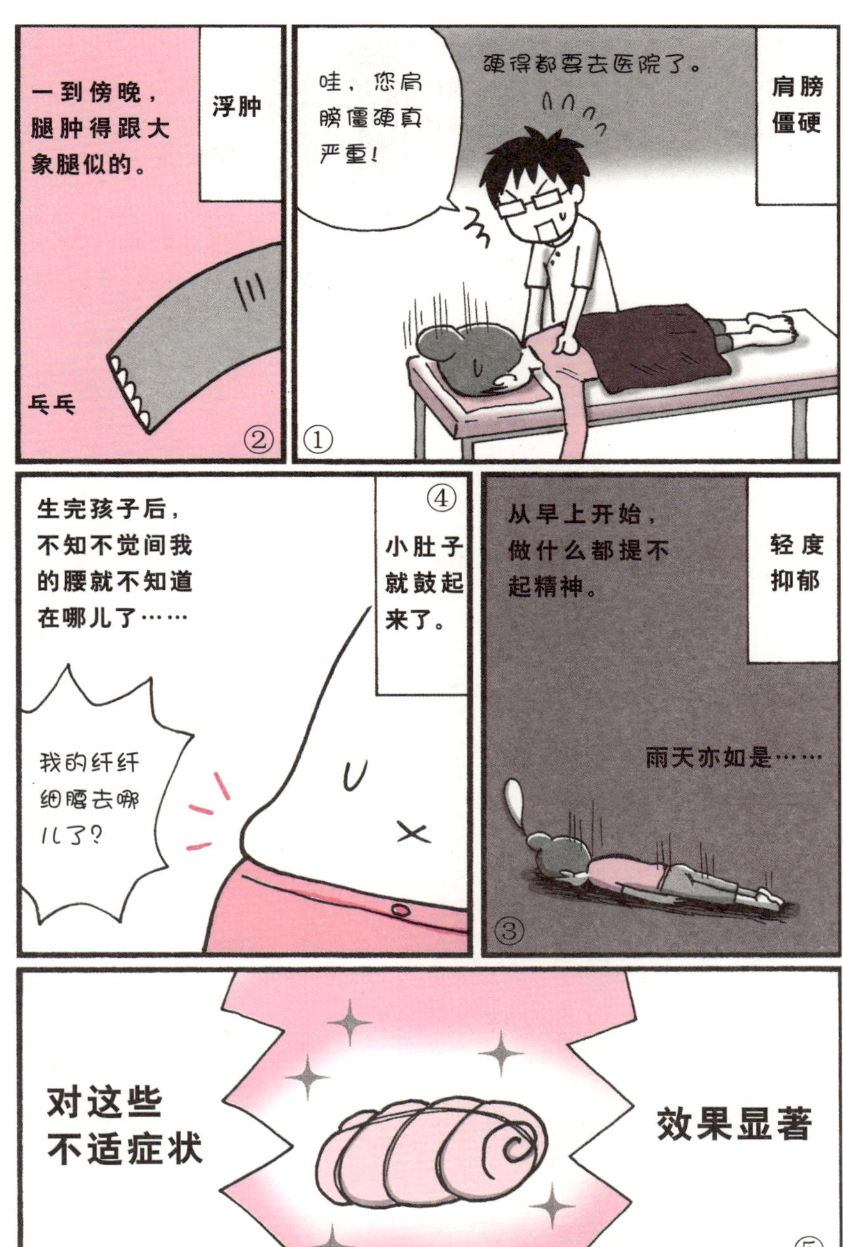
肩膀僵硬
硬得都要去医院了。
哇，您肩膀僵硬真严重！
浮肿
一到傍晚，腿肿得跟大象腿似的。
乓乓
轻度抑郁
从早上开始，做什么都提不起精神。
雨天亦如是……
小肚子就鼓起来了。
生完孩子后，不知不觉间我的腰就不知道在哪儿了……
我的纤纤细腰去哪儿了？
对这些不适症状
效果显著

本章小结

★矫正腿骨变形，就能拥有美腿。

★身体恢复活力，胸部上挺，臀部上翘！

★放松胸部肌肉，就能缓解肩膀僵硬及腰痛症状。

★通过矫正盆骨和脊柱的变形，轻度抑郁和焦躁不安全被赶跑！

★矫正内脏的变形，浮肿和花粉症也将迎刃而解！

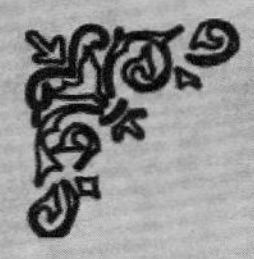
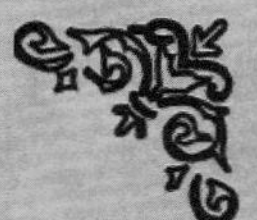

第四章

想要瘦得更美

倘若体重下降了，

但是却面容消瘦、尽显老态，

或者饱受压力折磨、精神不佳的话，

瘦了也不美。

本章将为大家介绍

能轻松令您瘦得更美的秘诀。

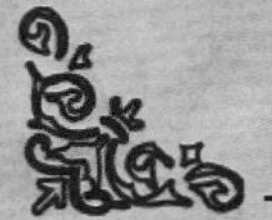
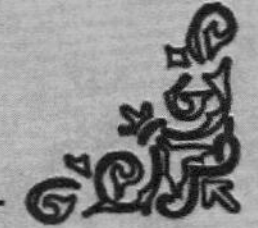

耳部篇

与进食相关的穴位都集中在耳部。
要减小控制不住的食欲，按按耳朵吧。

减肥失败的原因之一——旺盛的食欲，我们通过按摩耳朵来对付它吧！

在减肥过程中，最痛苦的莫过于节食了。若您能坚持练习“躺着就能瘦”减肥法，就能在不经意之间减小食欲，恢复正常的饮食量。不过，若您希望更加快速地瘦身，就可以通过刺激抑制食欲的穴位，来轻松达到减小食欲的目的。

耳部有许多与食欲相关的穴位。比如说，有与嘴、胃、食道等消化系统相关的穴位，还有与能够增进食欲的下丘脑相关的穴位。特别是下一页即将介绍的“耳屏”，是能够抑制食欲的穴位。它的位置很容易找到，刺激方法也很简单。您食欲狂增的时候，或者是您练习“躺着就能瘦”减肥法的时候，都可以揉一揉这个穴位。

在外耳道口，有一点突出的部分，叫做“耳屏”。这里有“渴点”、“饥点”两个穴位。刺激“渴点”，就能抑制喉咙干涩。这么做可以防止水分的过度摄入（水分对减肥的不良影响参见本书第90页）。而刺激“饥点”则能够减退饥饿感，防止吃得过多。揉揉“耳屏”，“渴点”、“饥点”两个穴位都可以刺激到，于是便能够自然而然地减小食欲。

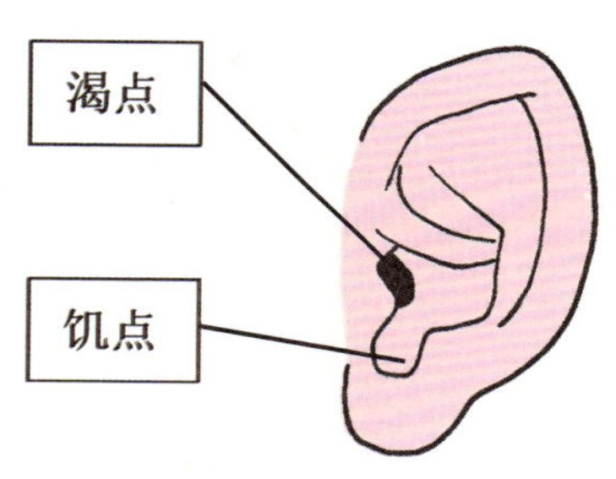

Point

稍稍用力揉，
感到轻微疼痛效果更好

用拇指和食指捏住“耳屏”，刺激10秒左右。左右耳同样做，力道以能感到轻微疼痛为好。大家在忍不住想吃零食的时候试着做一下吧。

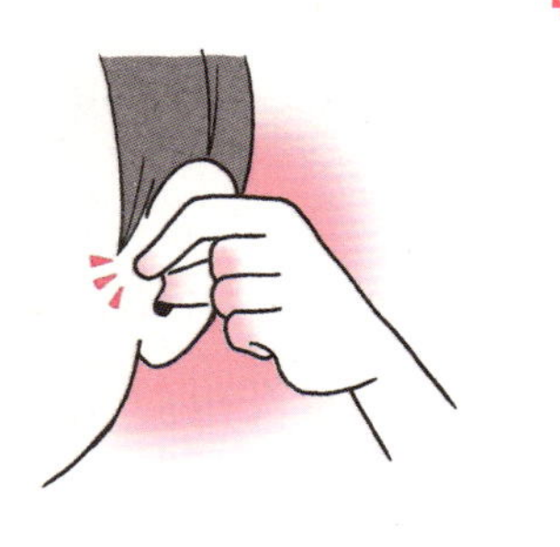

头部篇

刺激头顶的万能穴位，改善自主神经机能，内脏器官的运转也能恢复正常

这是减肥中不可或缺的，保护内脏器官健康的穴位

要想瘦得既健康又美丽，增强内脏器官的代谢功能、排出体内多余水分及废物就显得尤为重要。因此，必须保持具有调整内脏器官功能的自主神经处于正常状态。而影响这些自主神经的穴位，就是位于头顶的“百会穴”。

“百会穴”，顾名思义，就是各种阳气汇集的地方，具有“升阳举陷”的功效。刺激“百会穴”能防止内脏器官下垂，校正盆骨变形，从而使内脏器官运行正常，瘦身也就相应地变得容易。

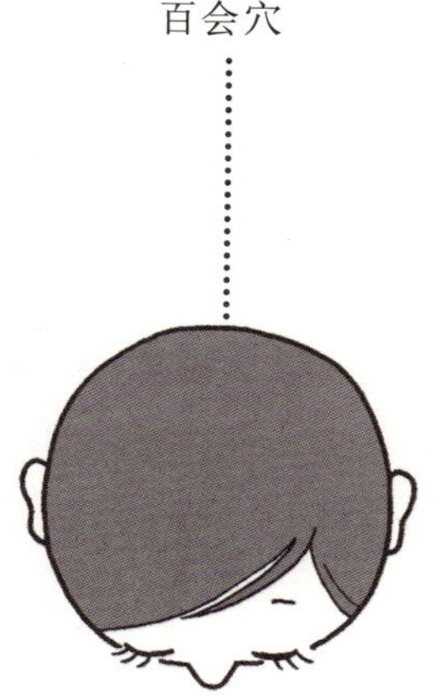

百会穴

东洋医学认为，“百会穴”是集中全身生命能量的地方。刺激“百会穴”就能够调整全身“气”的流动，改善所有不适症状。两耳尖连线的中点处就是“百会穴”。刺激“百会穴”的具体做法是：缓缓呼气，用中指的指肚子按摩“百会穴”；吸气的时候，手指的力道减小。这样重复做7～8次，力道以稍微感到疼痛为好。

Point

放松时按摩效果最好

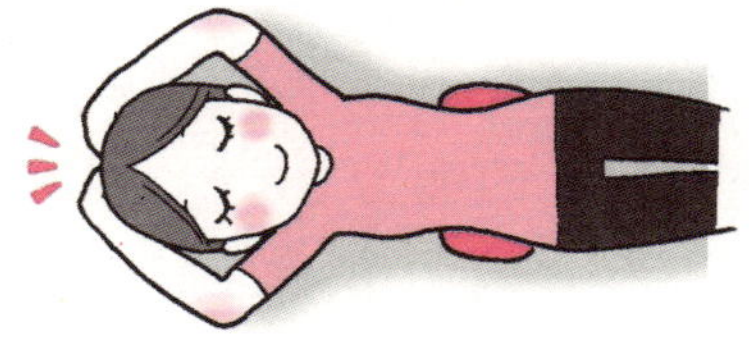

刚泡完澡或者睡觉之前，像这样放松的时候按摩“百会穴”，效果最好。“躺着就能瘦”减肥法的练习时间也是如此。所以，可以在练习“躺着就能瘦”减肥法的时候，同时进行“百会穴”的按摩。

手部篇

有些人每天忙忙碌碌，压力很大。
为了减压，一不留神就容易饮食过量。
让我们通过按摩手部穴位来消除压力吧。

要想瘦得漂亮，心理健康也不可忽视。

通过饮食来消除日常生活中的压力，身体就会不知不觉地发胖——这样的人不少吧。繁忙的工作、学业，复杂的人际关系，日常生活中总会伴随着这些压力。但是，若您选择暴饮暴食来减压的话，苗条的身材也将离您越来越远。

东洋医学认为，人的心理健康是与身体健康紧密联系的。按摩穴位能够减轻身体上的疲劳，因而也能够减轻心理上的疲劳。

在我们的手上，就有这种能减轻心理疲劳的穴位。同时，具有放松精神作用的副交感神经的穴位，也在手部。按摩这些穴位，能够安定我们的精神状态，抑制暴饮暴食的倾向。

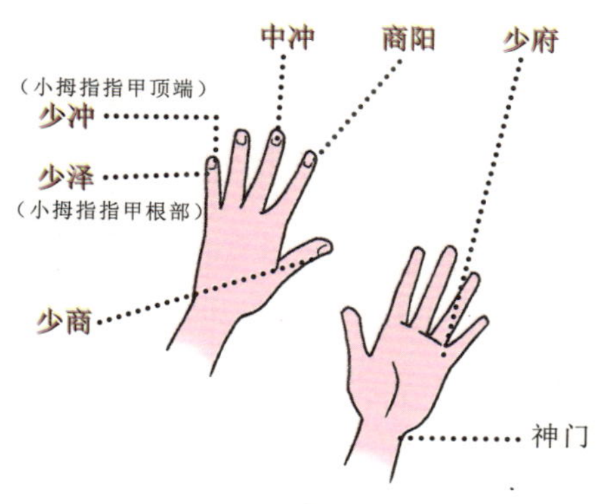

对消除精神疲劳很有效的穴位。位于无名指与小指的关节之间，稍稍偏向掌心的位置。紧握双拳时，小指按住的地方就是它。拇指按住这个穴位，食指放在手背，从两边捏，给其刺激。

这些位于指尖的穴位，对放松精神很有效。用另一只手的拇指与食指，捏住各个手指的指甲根部，给其刺激。

对解除精神疲劳很有效的穴位。位于手腕最上面一条横纹上，靠小指的那一侧。用另一只手握住手腕，拇指按住这个穴位，给其刺激。

按摩手部的穴位时，要一边缓慢呼气，一边按摩。吸气的时候，力道减小。重复7～8遍。

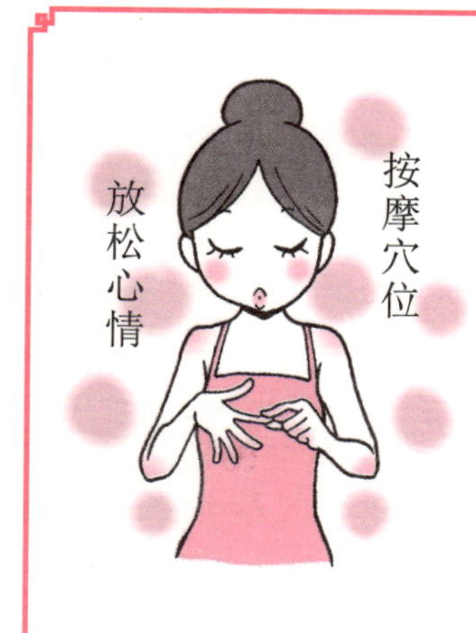

Point

交感神经对减肥很重要

自主神经包括能使身体恢复活力的“交感神经”和能让身体休息的“副交感神经”。刺激“交感神经”，能抑制食欲；反过来，刺激“副交感神经”，就能增进食欲。现代生活太过忙碌，交感神经与副交感神经的平衡很容易被打乱。希望大家能熟练利用穴位按摩，保持体内的这种平衡。

足部篇

不经意间摄入过多水分，身体变得浮肿的时候，刺激脚掌的穴位最有效！体内水分的流动状况也会变好。

浮肿特别明显的时候，通过脚底穴位按摩来消肿吧。

浮肿会使双腿看起来比较粗，脸也比较大——讨厌这样吧？在本书第71页中已经解释过，引起浮肿的原因之一是肾脏功能减弱，水分的排出能力下降。虽然通过练习“躺着就能瘦”减肥法矫正盆骨变形，就能逐渐消除浮肿，但有时我们由于喝多了酒或者过度疲劳，会产生严重的短期浮肿。这时，可以尝试按摩脚底的穴位，很快就能看到效果。

刺激“涌泉穴”和“失眠穴”，可以增强体内水分的流动，促进多余水分的排出。这样不仅能消肿，还能增强代谢，恢复皮肤光泽。因此，这两个穴位也被叫做“返老还童穴”。

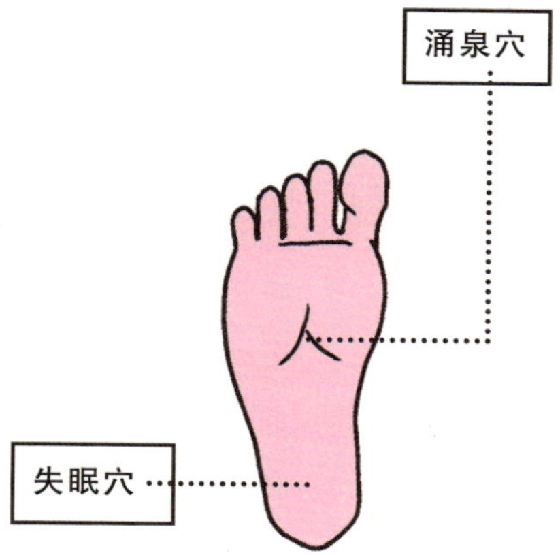

涌泉穴

能增强体内水分流动的穴位。位于脚心处稍稍靠近脚趾的地方，也就是在脚底的“人”字形交叉处。

失眠穴

能增强体内水分流动的穴位。位于脚底脚后跟的中央位置。

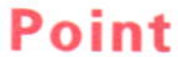

Point

使用道具，用力按脚底

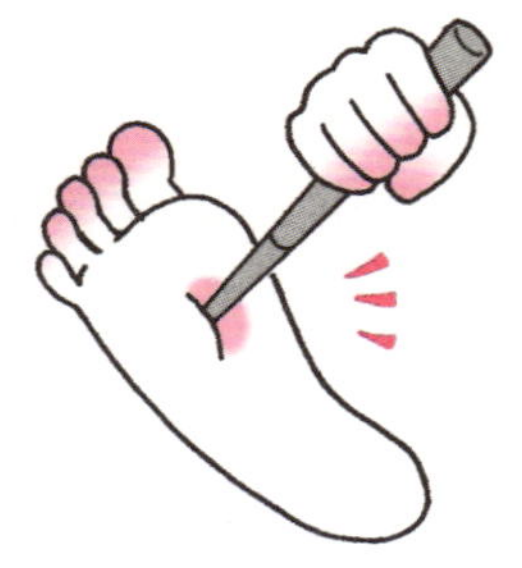

比起按摩头部、手部的力道，按摩脚底穴位的时候要用较大的力气。可以使用专门按摩脚部的工具，或者普通的钢笔也行。一边吐气一边慢慢地按摩穴位，吸气时力道稍稍减弱，重复7～8次。

睡觉也能瘦身

优质睡眠，造就代谢良好的身体

您是不是忙于工作、学业而睡眠时间不足呢？或者是睡了好久，睡眠却很浅呢？可能有很多人认为睡眠不好没多大关系，但是睡眠对减肥来说十分重要。

前面一直在讲，健康的内脏器官与减肥之间有着密切的联系。人们在睡眠时，内脏器官也在休息。如果睡眠状况不好，内脏器官得不到充分的休息，就会过度疲劳。结果，代谢功能下降，人就容易胖。

每天应保证充足的睡眠时间。睡觉前可以听听喜欢的轻音乐，或者点上香熏，有助放松心情。深度优质的睡眠，能够造就代谢良好的易瘦体质。

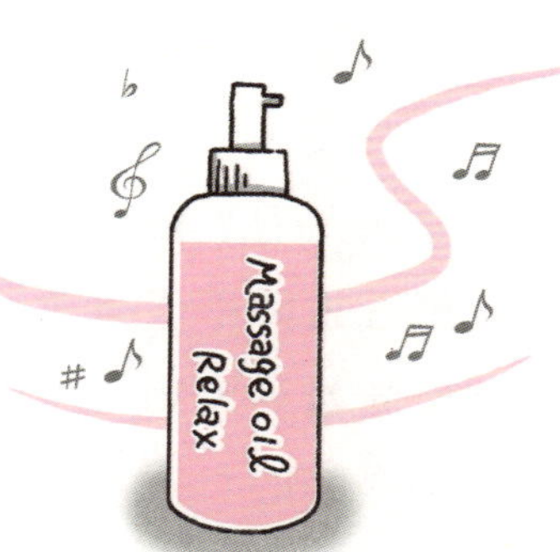

能瘦身的行走方式

后背挺直，膝盖伸直，大脚趾侧用力行走

有些人为了减肥，会突然开始慢跑等运动。这种减肥方式并不值得推荐。因为过度的运动会在体内产生乳酸等废物。为了排出这些废物，就相应地增加了内脏的负担。如果是平时一直有运动习惯的人则没什么大碍。但如果您只是为了减肥而突然开始运动的话，就没这个必要了。

我向您推荐另一种方法——走路。行走可以活动盆骨，矫正变形。所以，只需稍稍有意识地走一走，就能达到矫正盆骨变形的效果。行走时呈八字脚，或者是将身体重心落在小脚趾一侧时，盆骨将打开。因此，让我们挺直后背，伸直膝盖，将身体重心落在大脚趾一侧行走吧。这样，只需每天走一走，盆骨的状态就会越来越好。

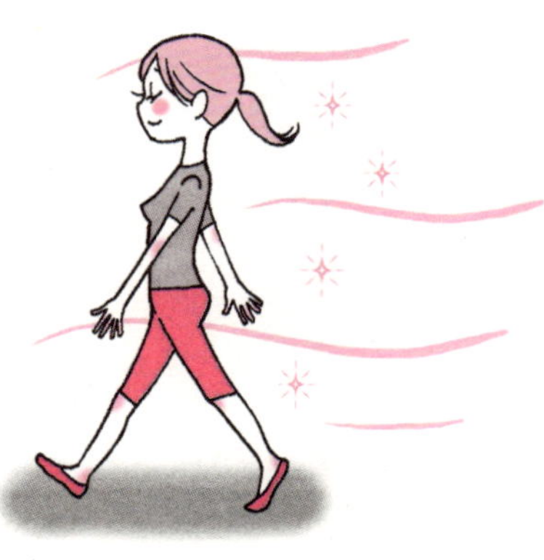

避免盆骨变形的生活方式

每天都一样是不行的！发现自己的习惯，改掉它吧！

会让盆骨变形的代表动作是跷二郎腿和坐姿不正。除此之外，在日常生活中还有很多会导致盆骨变形的不经意动作。

例如，穿裤子时总是先抬起同一条腿，站立时总是将身体重心落在同一只脚上。还有，总是用同一边牙齿咀嚼，总是用同一只手托着下巴，等等。

这些看起来离盆骨很远部位的习惯，也会因为人体各部分的联系，对盆骨产生影响。

请重新审视自己的生活，找到自己的习惯吧。然后试着换另一侧。比如说，如果您注意到自己总是从同一条腿开始穿裤子，那么换另一条腿试试。这样，就能养成避免盆骨变形的生活方式了。

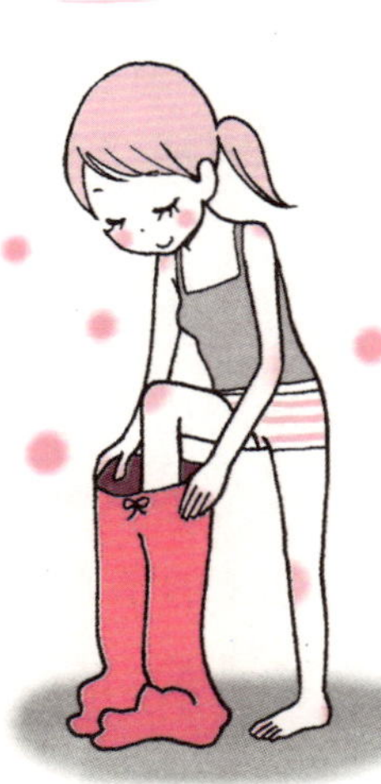

福辻式
去除畏寒怕冷症状的方法

防止水分摄入过多是去除畏寒怕冷症状的秘诀

在寒冷的季节或是在冷气开得很足的办公室里，很多人会手脚冰凉、感到不适。而且，内脏器官在体温高的情况下运转良好，在体温低的情况下机能就会减弱。“冷”也是代谢的大敌。

为了防止身体畏寒怕冷，就不能摄入过多的水分。水分进入人体之后，会吸收人体热量，升到与体温相同的温度。白开水等温热的饮料也并不比冷水好多少，最终都会吸收身体内部的热量，使体温下降。

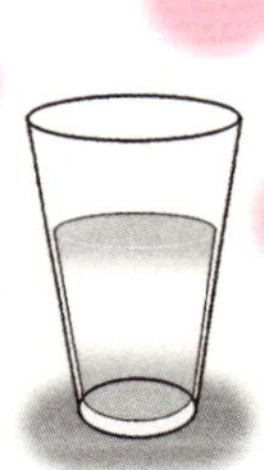

当然，人为了要生存，水是必需的。口渴的时候必须喝水。但是要想不怕冷，就需适当地摄入水分。一天大约去5趟厕所，这个饮水量就差不多了。如果您一天去厕所的次数超过5次，建议您控制一下水分的摄入量。

长不胖的饮食方式

养成细嚼慢咽的习惯吧！

要想长不胖，细嚼慢咽很重要。一口饭最少要嚼20次。另外，为了防止身体的骨骼变形，左右两侧牙齿要换着咀嚼。细嚼慢咽可以分泌更多的唾液，帮助消化，不会给胃肠增加过多的负担，最终可以防止内脏器官的疲劳。内脏器官的疲劳是减肥的大敌。

饱食中枢[①]受到刺激，要在进食后15～30分钟才开始。因此，如果我们细嚼慢咽，吃饭时就会收到饱食中枢传来的信息“已经吃饱了”，这样就能少吃点了。

另外，虽然生的蔬菜和水果富含维生素，但是会引起身体畏寒怕冷症状。如果您是在早上吃，利用白天的活动保持体温，那就没关系。

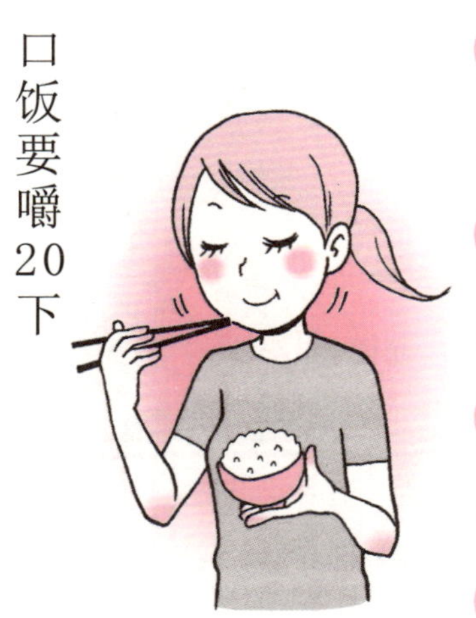

注：①在我们的大脑里，有一个部位叫下丘脑，下丘脑相当于控制人食欲的中央指挥系统。它的腹内侧核（又叫饱食中枢）和腹外侧核（又叫饥饿中枢或摄食中枢）与人体消化系统一起控制着“饱”与“饿”的感觉。正常情况下，当人体吃进一定数量的食物后，随着胃肠道的膨胀、激素水平的变化，会发出信号通知大脑肚子饱了，于是大脑皮质就会向饱食中枢和摄食中枢分别发出饱腹的命令，停止进食。当胃肠道内的食物消化完毕后，又会发出信号告诉大脑，胃肠道已经空了。这时下丘脑便会向饥饿中枢发出开始工作的命令，同时告诉饱食中枢停止工作，从而开始进食。

①
配合“躺着就能瘦”减肥法，我这样过每一天……

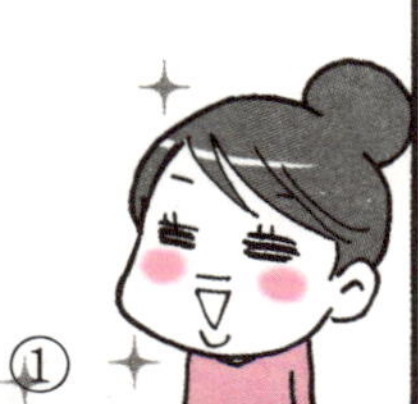

②
早上

用压力锅煮一锅蔬菜汤。

③
中饭和晚饭都喝一碗材料丰富的汤是最好的了。

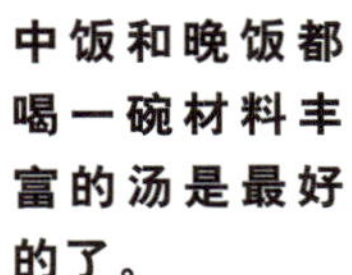

不知不觉就养成了瘦身的饮食习惯！

④
对付肚子饿的方法是——

利用穴位按摩击退它。

⑤
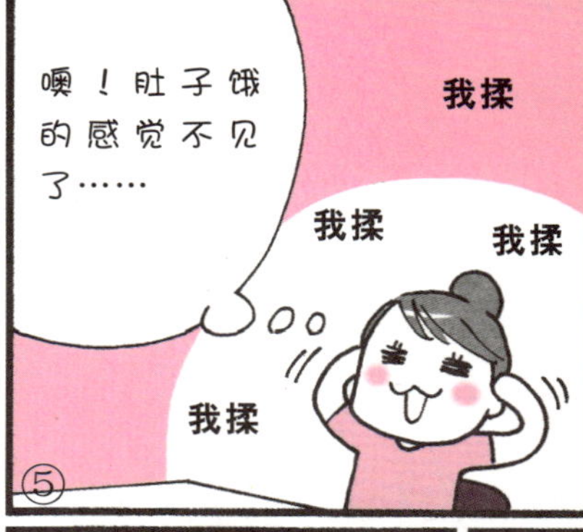

⑥
晚上

越是忙碌的时候越要睡饱觉。

⑦
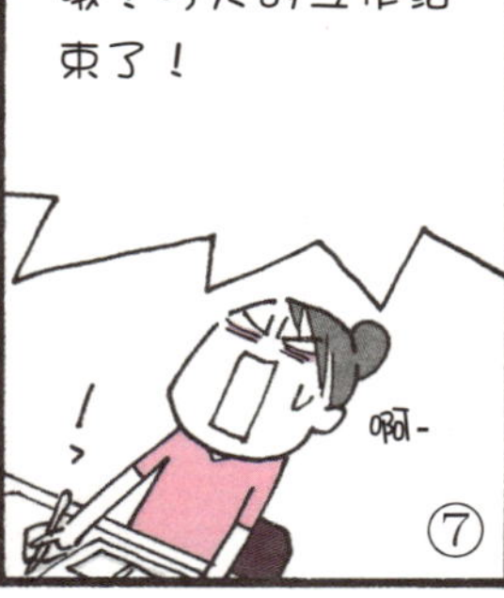

⑧
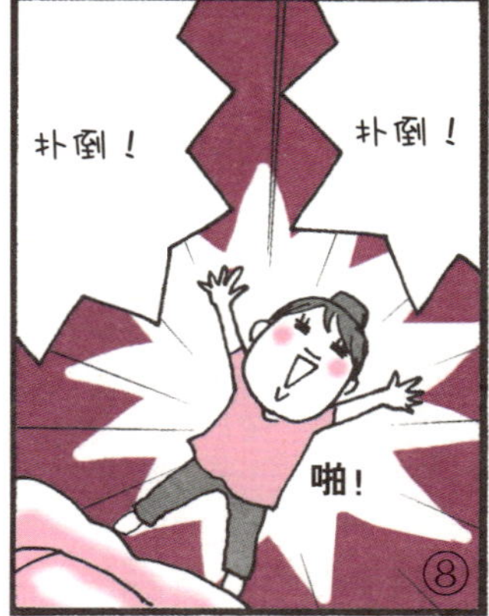

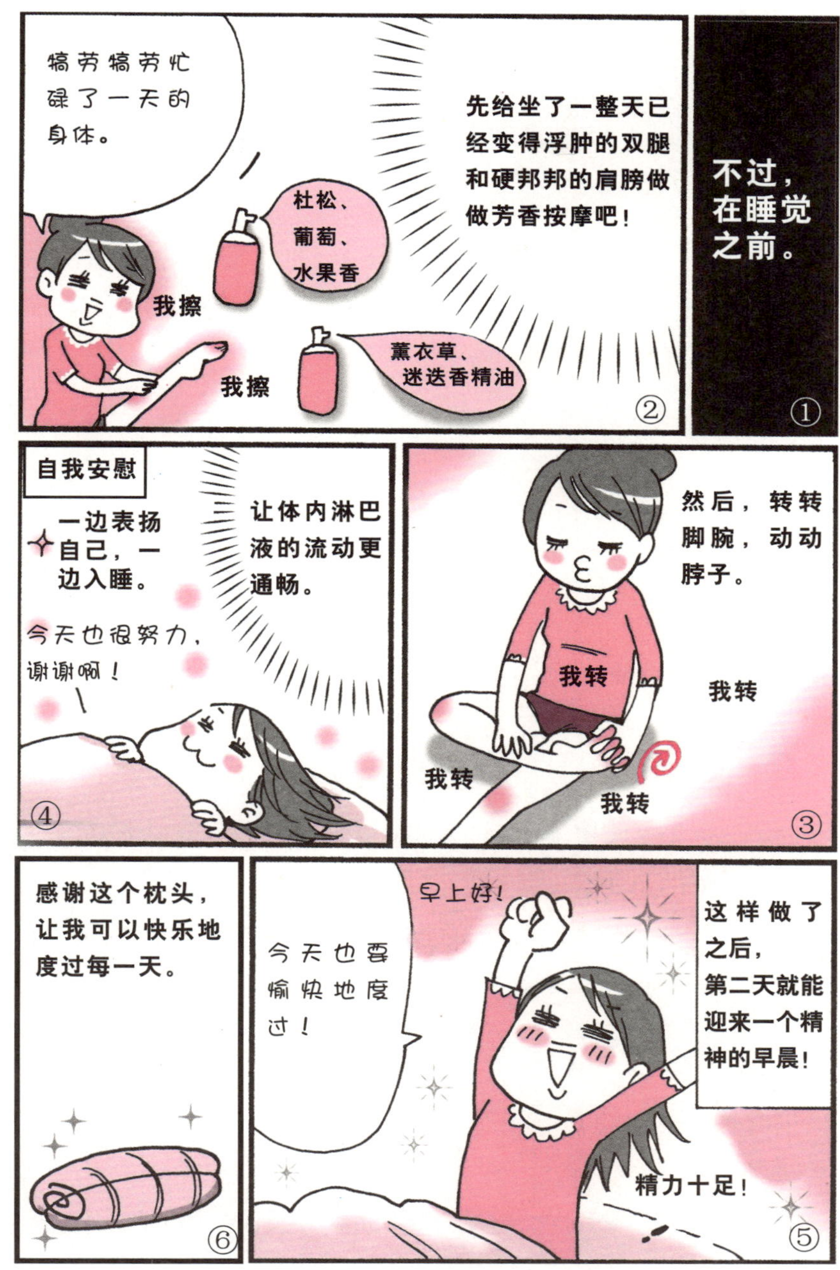
不过，在睡觉之前。
先给坐了一整天已经变得浮肿的双腿和硬邦邦的肩膀做做芳香按摩吧！
犒劳犒劳忙碌了一天的身体。
杜松、葡萄、水果香
薰衣草、迷迭香精油
我擦
我擦
然后，转转脚腕，动动脖子。
我转
我转
我转
我转
让体内淋巴液的流动更通畅。
自我安慰
一边表扬自己，一边入睡。
今天也很努力，谢谢啊！
这样做了之后，第二天就能迎来一个精神的早晨！
早上好！
今天也要愉快地度过！
精力十足！
感谢这个枕头，让我可以快乐地度过每一天。

本章小结

★刺激有瘦身作用的穴位，配合“躺着就能瘦”减肥法加以练习。

★优质睡眠造就易瘦体质。

★留意日常生活，养成避免盆骨变形的生活习惯。

★控制水分的过多摄入，造就不怕冷的身体。

★一口饭要嚼20次！养成细嚼慢咽的习惯。

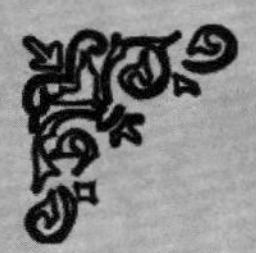
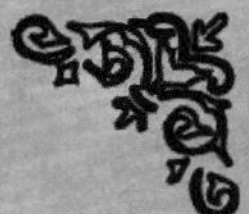

第五章

经验谈+答疑

有四位女士，

尝试了“躺着就能瘦”减肥法一个星期。

每个人情况不同，结果有些差异，

仅供大家参考。

另外，在本章中我还将对

最常被咨询的问题作出解答（Q&A）。

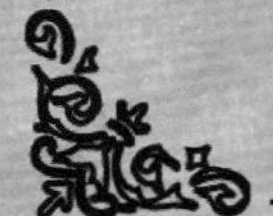
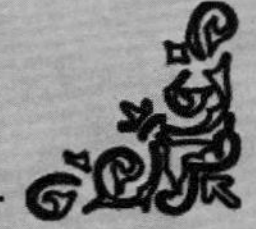

我要介绍的第一位女性是美心小姐。她是个体户，因自己凸起的小肚子和不好看的腿型而十分烦恼，特别希望穿上修长的紧身牛仔裤和短裙时能好看一些。为此，她自己在家饶有兴趣地练起了“躺着就能瘦”减肥法，想要矫正骨盆变形。

烦恼 **我虽然不是很胖，但是特别在意下半身的轮廓。如果可能的话，希望既不花钱，又能瘦得健康！**

身高：160厘米
体重：51公斤
腰围：60厘米

确信找到了“为我量身定做的减肥法”，我开始尝试！

我对自己凸起的小肚子和粗壮的大腿非常不满，一直在寻找适合自己的减肥方法。我对东洋医学很感兴趣，了解盆骨矫正的重要性，但是面对专业矫正那高昂的费用，我犹豫了。得知“躺着就能瘦”减肥法在家就能轻松简便地练习时，我非常高兴，并开始尝试。

我发现这套动作让人“痛并舒服着”。躺到枕头上时，虽然腰部感觉有点疼，但却是那种长时间饱受压抑、已经僵硬了的骨头得到舒展时的疼。此时，能够真真切切地感受到身体平时没有活动的部位被拉伸了。

坚持练习了几天后，大便也通畅了许多。一直想买的小一码牛仔裤，居然能穿进去了！“如果像这样继续练习，还会让我有什么惊喜呢？”我这样想着，心情十分激动。

希望能去掉突出的小肚子和大腿上的赘肉，变得苗条！

下半身丰满型

经验谈
美心（30岁）
个体户

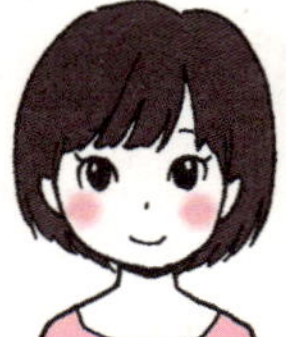

“因为要花好多钱……”曾让我犹豫的盆骨矫正在家就能做！

腰围
-2厘米

之前想在瘦了2公斤之后买的牛仔裤，试穿了一下，居然穿进去了！

这个减肥法也把时常困扰我的腰痛问题解决了！

总之就是很舒服，不用强迫自己，每天都很想坚持练习！

练习“躺着就能瘦”，大便也通畅了，每天都去厕所，十分规律！

体重
-0.5公斤

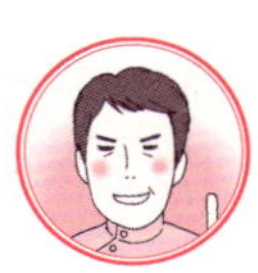

盆骨扩张，下半身就会显得臃肿。请坚持练习“躺着就能瘦”减肥法，收紧盆骨，矫正骨骼变形。最好选择像刚洗完澡这种放松的时候练习，配合芳香精油按摩，效果更佳。

我要介绍的第二位女性名叫优子。她是一位家庭主妇，每周会到商场做三四天的兼职。由于职场的压力，优子越来越喜欢吃零食，体重持续增加。另外，由于从事必须长时间站立的工作，腿部的浮肿和腰痛也十分严重。

烦恼 本来就属于丰满的体型，为了减轻心理压力而吃零食，让我更胖了。工作要求长时间站立，腿部的浮肿很严重，腰也疼得厉害。

身高：160厘米
体重：63公斤
腰围：77厘米

怕麻烦的我，看到眼前的惊人效果，越练越想练！

最近吃了好多零食。本来就属于丰满体型的我变得更胖了。我觉得不能再这样胖下去，于是尝试了“躺着就能瘦”减肥法。

可能是由于一直有腰痛的老毛病，刚开始躺在枕头上面时，腰部有点疼。所以，我只用了一块浴巾，做了一个稍微低一点的枕头。这个高度对我来说刚刚好。躺下5分钟后，腰部和背部都得到了伸展，感觉很舒服。更重要的是，腰围减小了1厘米！竟然有这样惊人的效果，连我这个怕麻烦的人，也能坚持每天练习了！这么想着，突然间我感觉有无穷的动力！

练习了3天左右，我以前穿起来有些紧的工作服，现在不管是腰部还是大腿都变得宽松了许多，连腰痛也减轻了！特别值得一提的是，不知不觉间，我吃零食的次数减少了，体重也开始下降。

这么简单就有如此好的效果，我以后每天都坚持练习。

经验谈
优子（28岁）
家庭主妇/兼职人员

心理压力导致过度饮食，长时间站立的工作导致浮肿严重。

全身丰满型

不知不觉间，我就变得不怎么想吃零食了，吃零食的次数减少了！

有时连走几步路都会发作的腰痛症状逐渐减轻了。

体重
-1.3公斤

从腰部到大腿，以前穿起来很紧的工作服变得宽松了！

腰围
-3厘米

工作结束时由于浮肿而显得胖胖的双腿也消肿了。

大概是因为晚上练习了“躺着就能瘦”减肥法吧，睡觉前感觉浑身轻松！

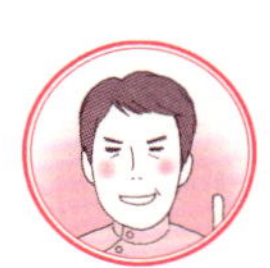

总是活动同一部位的肌肉，或者采取不正确的姿势，再或者疲劳的不断累积，我们的一部分肌肉就这样产生了变形，整体曲线也发生了改变。借助“躺着就能瘦”减肥法，矫正变形，恢复肌肉原有的形态。而减轻压力的任务，就交给感兴趣的事情或运动吧。

第三位女性叫做绫子。作为一名周刊撰稿人，她经常不分昼夜地工作。长时间的伏案工作使得她全身僵硬。最近，下半身渐胖和腰部的变形也让她十分烦恼。

烦恼 **非常怕冷，甚至到了手一碰到大腿就会冷得哆嗦的地步！并且，由于长时间伏案工作，最近肩膀的僵硬症状也十分严重。**

身高：156厘米
体重：51公斤
腰围：66厘米

肩膀僵硬症状减轻，很难瘦下去的下半身小了一号，真开心！

除了下半身很胖以外，最近肚子上的肉也很让我揪心。肩膀僵硬得让按摩师都吃惊。

我起初以为“躺着就能瘦”减肥法只对去除腹部赘肉有效，没想到练习了以后，我觉得整个上半身都好像被托起来了一样，好惊奇。我能感觉到腹肌被拉伸，内脏器官都被抬起来了。举起手臂、保持不动的那个姿势，因为平时都不怎么做，所以做的时候我感觉很舒服。仅仅做了一次，就减轻了我的肩膀僵硬症状，我真是体会到了。

坚持练习一周之后，腰围、臀围都小了2厘米。虽然表面上看起来，臀围不像腰围瘦得那么明显，但是我知道，盆骨的变形确实自然而然地被矫正了。

极度怕冷跟下半身的肥胖有关?

经验谈
绫子（25岁）
撰稿人

代谢功能不良型

体重
-0.5公斤

我现在会无意识地把背挺直！

浑圆的腰部曲线变得纤细了！

肩膀和脖子的僵硬症状基本上都减轻了！

臀围也小了2厘米！牛仔裤穿起来不再那么紧了！

食欲稳定，并且逐渐告别了垃圾食品！

腰围
-2厘米

由于工作的关系，很容易形成不良的生活习惯。右肩僵硬主要是由于胃肠或者肝脏疲劳，而左肩僵硬主要是和妇科疾病、心理压力、摄入动物性脂肪过多有关。放任下去，就会导致脱发、长斑、皱纹、皮肤粗糙等。工作时抽空活动活动肩膀，积极改善身体僵硬的症状吧。

最后要介绍的这位女性叫做凉子。她是一家广告代理公司的签约职员。或许是由于现在经济状况不好吧，凉子做着与正式员工一样的工作，工资却没有正式员工那么高。工作压力和过度劳累使得凉子饱受痛经困扰，身体新陈代谢的状况也不好。

烦恼 我以前是很显瘦的，但是逐渐增加的体重让我的腰围变粗了。痛经十分严重，盆骨的变形也很让我困扰。

身高：167厘米
体重：69公斤
腰围：79厘米

轻松告别难忍的痛经，身体活力四射！

自从上了30岁，我就被“痛经加重”、“容易疲劳”等不适所侵扰。20多岁的时候，只要在周末稍稍控制一下饮食就能立刻瘦1公斤。而现在体重开始悄悄增加，这两年竟然胖了10公斤。我是个没耐性的人，每天工作又忙，所以总是在决心减肥之前就放弃了。更何况，工资减少了，也没有钱去纤体中心。

这时，我偶然知道了“躺着就能瘦”减肥法。既不需要花钱，方法又简单，正合我意。在客厅里垫上枕头，早上或者晚上躺5分钟就足够了。每天我的体重都会减少200～300克，虽然多少有过一段时间的停滞期，但总的来说，一周内体重成功减轻了1.7公斤，衣服的码子也从13码缩小到11码，我可以随心所欲地打扮自己了。

由于年龄增长和不良的生活习惯，很难瘦下来！

雌性激素过少型

经验谈
凉子（35岁）
签约职员

腰围
-4厘米

痛经减轻了，
不需要止痛药了！

可以穿小一号的衣服了！

没有以前那么容易疲劳了！

即使感到有心理压力，在家里躺5分钟后，马上就心情舒畅！

能够客观对待自己的体重，设定减肥目标！

体重
-1.7公斤

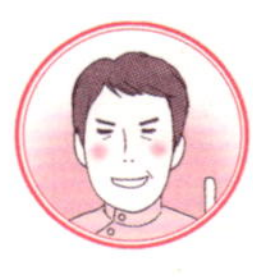

痛经，除了与子宫内膜炎等疾病有关之外，还与畏寒怕冷、精神压力大、过度劳累、盲目节食、盆骨变形等因素有关。推荐大家配合“躺着就能瘦”减肥法，适当采取热水泡脚或者泡腰等方法，保持下半身的温度，或者用双手紧握脚脖子，扭扭双脚，效果也不错。

教教我吧，福过医生

Q&A

Q 这个减肥法对我没什么用。是不是不适合我啊？

A 这个减肥法是任何人都能做的减肥法。但是由于做法简单，人们就容易懈怠，不认真地练习。一定要有“我想瘦！”这种坚定的意念，每天踏踏实实地练习。另外，躺在软沙发上或者床上时，身体会陷下去，事倍功半。所以，一定要在硬板床上练习。

Q 我应该怎样制定减肥目标呢？请给我一些建议。

A 如果你定下像“一个月内减掉3公斤”这种具体的目标，其实是不好的。体重的减轻是无法由自身控制的。每个人有每个人的特点。一味追求结果的话，万一未能达成目标，就会心生挫败感，不想再继续坚持练习了。为了避免这种情况发生，您可以制定针对行动而不是结果的目标，比如“每天躺5分钟，坚持练习一个月”。在记事本或者日历上，画上醒目的标记，提高自己的斗志吧！

Q 我很喜欢吃甜的零食，没关系吧？

A 没有关系。只是消化甜食需要消耗身体里的矿物质和维生素，所以在吃甜食的时候，也要多吃蔬菜等含有丰富矿物质和维生素的食物。另外，红糖和蜂蜜本身就含有维生素和矿物质，推荐吃这两种甜食。

Q 我很怕会反弹。怎样才能防止反弹呢？

A 人体对身体突然的变化很难适应。如果体重突然下降，我们的身体会为了维持以前的体重，变得食欲异常旺盛，或者基础代谢能力下降。这样，不久之后体重便又回到从前了。这是人体的自我防卫本能。体重若是逐渐下降，就能毫无压力地瘦下去，也不用担心反弹。所以不要着急，坚持练习，慢慢来吧。

Q 刚开始的时候，我很顺利地减掉了2～3公斤。但是这两个星期一直都没有任何变化。还要继续练习下去吗？我很着急。

A 这项减肥法并不能让您一下子就变瘦，而是让您自然而然地接近理想体重。即使会有一段时间的停滞期，最多也就是几周。请下定决心，坚持到底。节食会导致基础代谢功能减弱，所以请不要盲目地控制饮食。

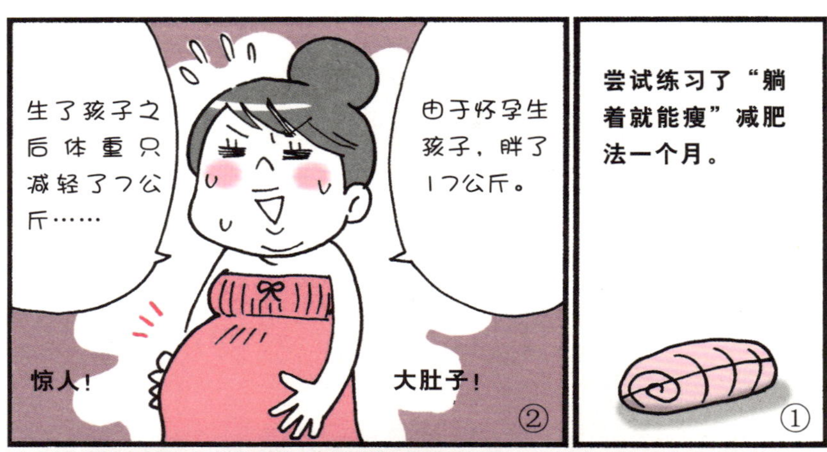
尝试练习了“躺着就能瘦”减肥法一个月。
①
由于怀孕生孩子，胖了17公斤。
大肚子！
惊人！
生了孩子之后体重只减轻了7公斤……
②

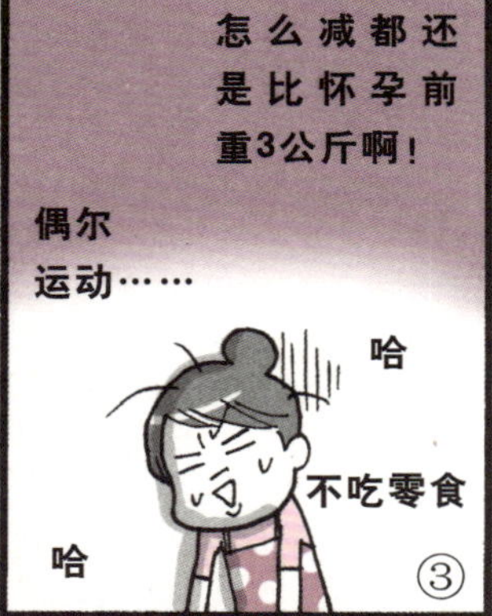
怎么减都还是比怀孕前重3公斤啊！
偶尔运动……
哈
不吃零食
哈
③

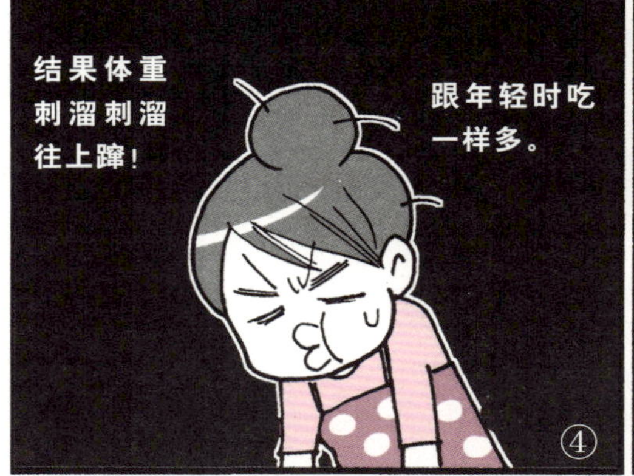
跟年轻时吃一样多。
结果体重刺溜刺溜往上蹿！
④

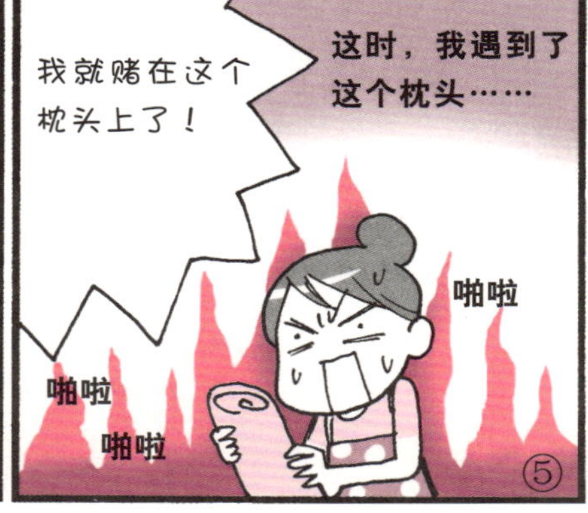
这时，我遇到了这个枕头……
我就赌在这个枕头上了！
啪啦
啪啦
啪啦
⑤

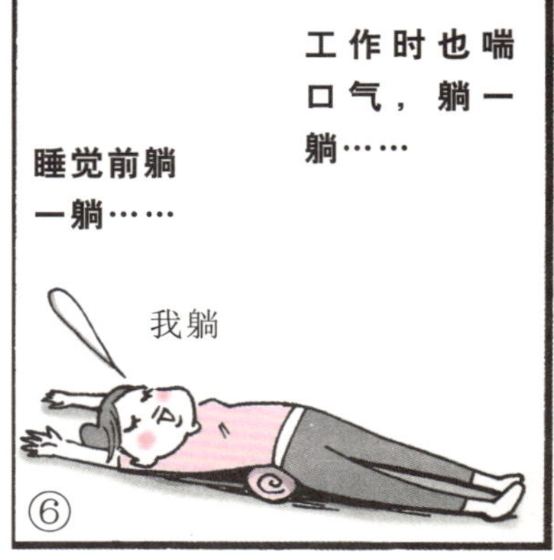
工作时也喘口气，躺一躺……
睡觉前躺一躺……
我躺
⑥

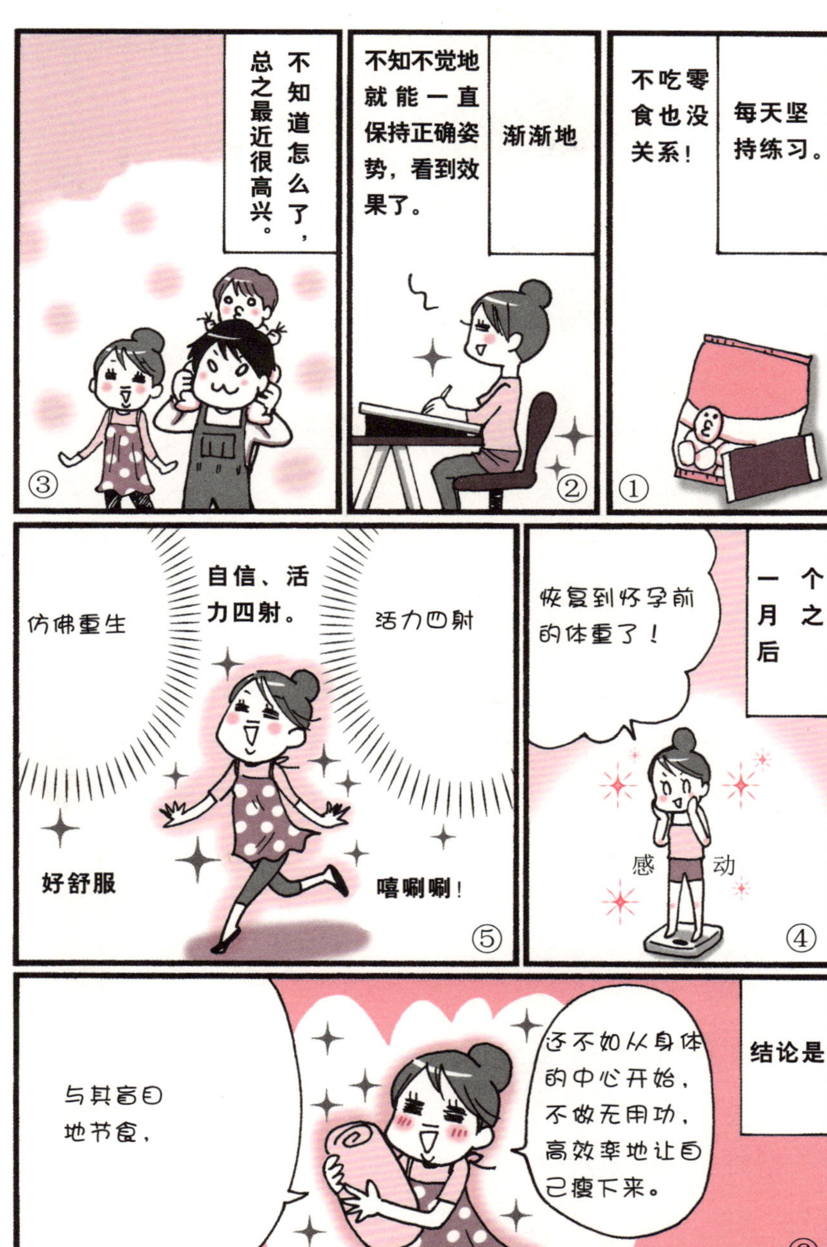
每天坚持练习。
不吃零食也没关系！
渐渐地
不知不觉地就能一直保持正确姿势，看到效果了。
不知道怎么了，总之最近很高兴。
一个月之后
恢复到怀孕前的体重了！
感动
自信、活力四射。
仿佛重生
活力四射
好舒服
嘻唰唰！
结论是
与其盲目地节食，
还不如从身体的中心开始，不做无用功，高效率地让自己瘦下来。

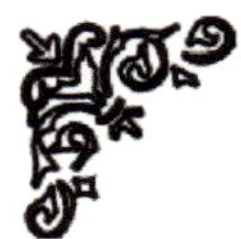

结束语

“我下了很大的决心开始减肥，结果却失败了。”“我花了大价钱，成了一家健身馆的会员，结果，渐渐地不想去了。”

减肥失败的人们，总是不停地这么责备自己。但是，痛苦的节食、会给时间和体力带来负担的减肥方法，人们坚持不下去不是很正常吗？人们忙于学业、工作，要做的事情太多，不可能把时间、精力、金钱等一切都耗费在减肥上。

“减肥失败的原因不在于人们自身，而是错在方法。”

我是这么认为的。于是我研究出了一套任何人都可以尝试的减肥方法。这本书所介绍的，就是我历经30年钻研出来的超级减肥法。

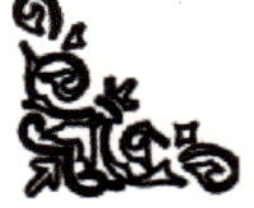

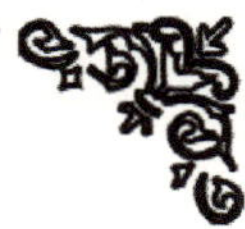

如果现在您还将信将疑，那就请在枕头上躺一躺吧。只要尝试一次，您就一定能够体会到这项方法的奇妙之处。

我从心底祝愿各位希望减肥的人，瘦得轻松，瘦得健康。

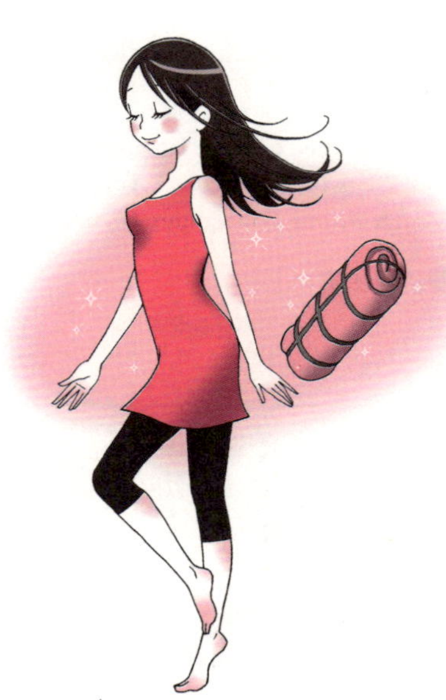

2010年5月

福辻锐记

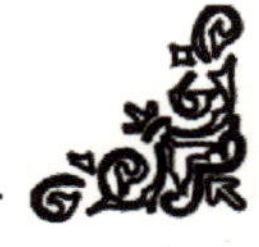

图书在版编目（CIP）数据

躺着就能瘦 / 福辻锐记 著; 黄丽紫译— 北京 : 印刷工业出版社，2011.6

ISBN 978-7-5142-0088-1

Ⅰ. ① 躺… Ⅱ. ① 福… ② 黄… Ⅲ. ① 减肥－方法 Ⅳ. ① R161

中国版本图书馆 CIP数据核字(2011)第057320号

版权登记号 图字：01-2011-2533

NERUDAKE DIET by Toshiki Fukutsuji

Original Japanese edition published by FUSOSHA Publishing, Inc., Tokyo.

This Simplified Chinese language edition is published by arrangement with FUSOSHA Publishing, Inc., Tokyo in care of Tuttle-Mori Agency, Inc., Tokyo through Beijing GW Culture Communications Co., Ltd., Beijing.

躺着就能瘦

作　　者：（日）福辻锐记

译　　者：黄丽紫

责任编辑：王　彦

特约监制：孟　祎　舒　以

特约策划：李　鑫

特约编辑：黄　冠

封面设计：熊琼工作室

出版发行：印刷工业出版社（北京市翠微路 2 号 邮编：100036）

网　　址：www. keyin. cn　　pprint. keyin. cn

经　　销：各地新华书店

印　　刷：北京旺都印务有限公司

开　　本：880mm×1230mm　　1/32

字　　数：40千字

印　　张：3. 5

印　　次：2011 年 6月第 1 版　2011 年 6月第 1 次印刷

定　　价：26. 80元

I S B N ：978-7-5142-0088-1